Jörg Böckem

Freitags Gift

Jörg Böckem

Freitags Gift

Tagebuch einer Therapie

Deutsche Verlags-Anstalt

Für Detlef, Frank, Monika,
Stefan und Jürgen

Inhalt

10 Über dieses Buch
11 Hepatitis C

15 **Woche null** Die Last mit der Viruslast – den ersten Kampf habe ich verloren
20 **Woche eins** Die Schwerkraft nimmt zu, und die Welt wird irreal
26 **Woche zwei** Ich werde Traktor
31 **Woche drei** Ich horche in die Hölle, werde von einem Boxer getröstet und gewinne ein Heimspiel
39 **Woche vier** Steven Tyler verliert seine Frau, und meine Freundin bleibt gesund
45 **Woche fünf** Kein Sendeschluss in meinem Hirn
50 **Woche sechs** Laborfehler, Vorurteile, Pamela Anderson und eine verwirrende Welt – ich werde Zombie
55 **Woche sieben** Mein Geist geht spazieren, mein Körper will auf die Couch
59 **Woche acht** Ich gerate in Panik, und die Welt wirbelt um mich herum
63 **Woche neun** Sondermüll im Handgepäck und heimliche Tränen
69 **Woche zehn** Schalte die Welt stumm!
73 **Woche elf** Ich verliere meinen Stammplatz im Leben, werde von einer Apothekerin gequält und feiere mit meiner Toilette

79 **Woche zwölf** Ein infizierter Freund, eine verzweifelte Freundin, Desperate Housewifes und beschwipste Frauen mittleren Alters
84 **Woche dreizehn** Ich verliere den Überblick und werde Diktator
89 **Woche vierzehn** Ich fahre aus meiner Haut, und ein Freund wird von Depressionen verschlungen
93 **Woche fünfzehn** Sex als Turnübung und Bodylotion als Shampoo
97 **Woche sechzehn** Stille Nacht, gruselige Nacht
102 **Woche siebzehn** Ich werde meine Mutter
107 **Woche achtzehn** Ich bin Feindbild, und Martin Semmelrogge will nicht mit mir reden
111 **Woche neunzehn** Schokolade im Vorübergehen und die Freuden der drohenden Klimakatastrophe
115 **Woche zwanzig** Äußere und innere Stürme, Weisheit aus dem Weltraum und kritischer Masseverlust auf dem Kopf
120 **Woche einundzwanzig** Ich investiere in die Zukunft und werde tierisch, ein Freund schlägt sich die Füße auf und justiert sein Leben neu
126 **Woche zweiundzwanzig** Männer, Monster, Mutationen
130 **Woche dreiundzwanzig** Ich bin Geburtstagsgeschenk und erlebe einen wunderbaren Augenblick
135 **Woche vierundzwanzig** Ich werde Mulch, und meine Freundin flieht vor mir
139 **Woche fünfundzwanzig** Herpes, Bergfest, Angst vor einem Tumor und eine prominente Infizierte
143 **Woche sechsundzwanzig** Charterflug-Fegefeuer und Urlaubsparadies
147 **Woche siebenundzwanzig** Heimweg mit Hindernissen und ein Todesfall

151 **Woche achtundzwanzig** Ich werde Spielzeughase, und ein Monster erwacht
155 **Woche neunundzwanzig** Ahnungslose Ärzte, ein Auszug und Trost am Himmel
160 **Woche dreißig** Sie ist weg, ich verliere mich in Angst und Einsamkeit und strande in der Gosse des 21. Jahrhunderts
164 **Woche einunddreißig** Udo Jürgens ist topfit, aber allein. Ich vermisse meinen Teddy und suche Zuflucht bei der alternativen Medizin
168 **Woche zweiunddreißig** Die zwei Seiten des Sommers und ein Ärzte-Marathon
171 **Woche dreiunddreißig** Das Glück versteckt sich, und mein Arzt lässt mich im Stich
175 **Woche vierunddreißig** Kollateralschaden Einsamkeit
179 **Woche fünfunddreißig** Auflösung allüberall und Essen auf Rädern
183 **Woche sechsunddreißig** Ich werde beneidet und beschimpft, und ein Großschriftsteller hat Probleme mit dem Harndrang
188 **Woche siebenunddreißig** Was bleibt, ist Leere
193 **Woche achtunddreißig** Männerklischees, die Originalität des Unglücks und unterschiedliche Wege der Organvergabe
197 **Woche neununddreißig** Die Nacht, die Geister
201 **Woche vierzig** Freibadflucht, Signalverwirrung und olympisches Liegen
205 **Woche einundvierzig** Meine Freundin, die Bahn
209 **Woche zweiundvierzig** Das Nothilfeprogramm läuft: Meine Mutter macht mir Essen und sich Sorgen
213 **Woche dreiundvierzig** Wüterich und Wanderdüne

217 **Woche vierundvierzig** Eine Spritze auf der Toilette, ich werde Orang-Utan und muss der Versuchung widerstehen

221 **Woche fünfundvierzig** Vorruhestandsdepression, ignorante Ärzte und eine ungewöhnliche Form von Vampirismus

226 **Woche sechsundvierzig** Ein Sommerhoch und verlockende Aussichten

229 **Woche siebenundvierzig** Die erträgliche Leichtigkeit des Krank-Seins

233 **Woche achtundvierzig** Rollentausch, ein letztes Tief und ein Wirbelwind in der Wohnung

236 **Woche achtundvierzig plus eins** Auswildern, Strand, Bier und Mut zur Treppe

239 **Woche achtundvierzig plus drei Monate** Ein Ende ohne Schrecken und die Königsklasse in Griffweite

244 **Woche achtundvierzig plus sechs Monate** Blick zurück nach vorn

249 Nachwort

251 Tipps für die Behandlung

254 Internetadressen

255 Ausgewählte Literatur zum Thema

255 Schlussbemerkung

»Seele und Körper, so meine ich, reagieren sympathetisch aufeinander: eine Veränderung in dem Zustand der Seele erzeugt eine Veränderung in der Gestalt des Körpers und umgekehrt: eine Veränderung in der Gestalt des Körpers erzeugt eine Veränderung in dem Zustand der Seele.«

ARISTOTELES

Über dieses Buch

Von September 2006 bis August 2007 habe ich mich einer Hepatitis-C-Therapie unterzogen. Eine langwierige Behandlung, die meist von sehr starken, wechselhaften und schwer kalkulierbaren Nebenwirkungen begleitet wird. Die Folgen dieser Nebenwirkungen habe ich in einem Therapietagebuch fest gehalten, Woche für Woche. Ich habe versucht zu beschreiben, wie die Krankheit und die Behandlung meinen Alltag und den der Menschen in meiner Umgebung belastet und bestimmt haben. Auszüge dieses wöchentlichen Protokolls wurden unter dem Titel »Freitags Gift« auf Spiegel online veröffentlicht, zahlreiche Leser, ebenfalls Infizierte und auch solche, die bisher keinen Kontakt mit der Krankheit hatten, haben in Mails auf meine Schilderungen reagiert.

Nach Schätzungen der Weltgesundheitsorganisation WHO sind 170 Millionen Menschen weltweit mit Hepatitis C infiziert, rund 500 000 allein in Deutschland. Jährlich kommen Tausende dazu. Die Dunkelziffer ist hoch, viele wissen nicht, dass sie infiziert sind. Die Wahrnehmung von Hepatitis C – man nennt sie auch die »stille Krankheit« – ist in der Öffentlichkeit meist geprägt von Unkenntnis und Vorurteilen; über ihren Verlauf, die Ansteckungswege und Behandlungsmöglichkeiten ist oft nur wenig bekannt. Mit diesem Buch möchte ich ein differenzierteres Bild der Krankheit Hepatitis C und deren Therapie zeichnen. Zudem versuche ich zu zeigen, wie drastisch Krankheit das Leben verändert, den Umgang mit sich und anderen, den Blick auf die Welt.

Hepatitis C

Eine Hepatitis bezeichnet im Allgemeinen eine Leberentzündung. Sie kann durch Alkohol entstehen, aber auch durch Medikamente, Bakterien, Autoimmun- oder Stoffwechselerkrankungen. Die meisten Leberentzündungen jedoch entstehen durch Viren. In den siebziger Jahren wurden die Hepatitis-Typen A und B identifiziert, der Typ C wurde 1989 entdeckt. Die Hepatitis-C-Viren (HCV) befallen die Leberzellen und vermehren sich dort. Haben Zellen des Immunsystems die Erreger erkannt, versuchen sie, mit körpereigenen Abwehrstoffen die Viren zu zerstören. So wird bei etwa 30 Prozent dieser akut verlaufenden Infektionen der Betroffene komplett von HCV befreit.

Die Zeit zwischen der Ansteckung mit den Hepatitis-C-Viren und dem Ausbruch der Krankheit beträgt zwei Wochen bis sechs Monate. Während dieser Inkubationszeit treten normalerweise keine Beschwerden auf; nur manche Betroffene haben unspezifische Symptome wie Kopfschmerzen oder grippeähnliche Anzeichen. Typische Symptome einer Leberentzündung wie dunkler Urin und eine Gelbsucht gibt es bei einer Infektion mit HCV meist nicht.

Entdeckt wird eine Hepatitis C deswegen oft erst bei Routineuntersuchungen. Werden im Blut Antikörper gegen die Viren gefunden, bedeutet dies, dass der Körper bereits mit den Erregern zu tun hatte. Antikörper lassen sich frühestens sechs bis sieben Wochen nach der Infektion nachweisen. Mit molekularbiologischen Methoden wie der Polymerasekettenreaktion lässt sich die Erreger-DNS auch direkt identifizieren. Dabei wird virale Erbsubstanz vervielfältigt und dann aufgespürt. Sind sechs Monate nach der Erstdiagnose immer noch HCV vorhanden, spricht man von einer chronischen Hepatitis C. Sie kann zu Leberzirrhose und Leberkrebs führen. Bei ungefähr 70 Prozent der Infizierten wird die Krankheit chronisch: Das körpereigene Immunsystem kann das Virus nicht eliminieren, die Krankheit schwelt weiter.

Hepatitis-C-Viren werden vor allem über das Blut übertragen. Eine Ansteckung kann nur stattfinden, wenn das infizierte Blut in die Blutbahn oder das Gewebe des Empfängers gelangt. Deswegen ist Drogenkonsum mit Spritzen und Kanülen, die von mehreren Menschen nacheinander benutzt werden, besonders riskant. Ansteckungsgefahr besteht auch beim Tätowieren und Piercen, wenn es zu unbeabsichtigten Nadelstichverletzungen durch frisch benutzte, noch blutige Kanülen kommt. Da an Zahnbürsten, Nagelscheren und Nassrasierern Blutreste haften bleiben können, besteht zudem Ansteckungsgefahr, wenn man solche Hygieneartikel gemeinsam mit einer infizierten Person benutzt und sich dabei eine Mikroverletzung zuzieht. Durch den häufigen, direkten Kontakt mit Blut und Körpersekreten setzt sich insbesondere Krankenhauspersonal einem höheren Risiko aus, an Hepatitis C zu erkranken.

Bei Bluttransfusionen beträgt das Risiko einer HCV-Infektion zur Zeit weniger als eins zu einer Million: Seit man im Jahr 1999 die Viren erstmals direkt nachweisen konnte, wird jede Blutspende auch auf diesen Erreger hin untersucht. Erhöhtes Infektionsrisiko besteht allerdings für jeden, der vor 1991 eine Bluttransfusion oder Blutprodukte bekommen oder sich einer Hämodialyse, einer Blutwäsche, unterzogen hat. Der genaue Zeitpunkt und der Weg der Infektion sind in der Regel später nicht genau feststellbar; bei ungefähr einem Drittel der Infizierten bleibt der Ansteckungsmodus ungeklärt, da sie zu keiner der Risikogruppen zählen. Beim

Geschlechtsverkehr werden Hepatitis-C-Viren nur sehr selten übertragen, wenn keine verletzenden Praktiken ausgeübt werden.

Bei einer bekannt gewordenen akuten Hepatitis-C-Infektion wird normalerweise sofort eine 24-wöchige Therapie mit Interferon durchgeführt. Das ist ein Botenstoff des Immunsystems, der hilft, die Viren zu vernichten. Rechtzeitig begonnen, kann diese Behandlung verhindern, dass die akute Infektion chronisch wird.

Eine chronische Hepatitis C wird mit einer bis zu einem Jahr, im Wiederholungsfall anderthalb Jahre dauernden Kombinationstherapie aus Ribavirin und modifiziertem Interferon behandelt. Dazu wird Interferon chemisch so verändert, dass es länger wirkt als unmodifiziertes Interferon und somit nur einmal pro Woche statt mehrmals täglich gespritzt werden muss. Ribavirin verhindert, dass sich die Viren weiter vermehren. Die behandelten Patienten haben mit vielen Nebenwirkungen zu rechnen, darunter Schmerzen, Konzentrationsstörungen, Anämie (Blutarmut), Depressionen und Gewichtsverlust. Die Erfolgschancen sind weniger gut als bei einer akuten Infektion mit Hepatitis-C-Viren: Bei Patienten mit dem schwer zu behandelnden Genotyp 1 schlägt die Therapie in etwa 50 Prozent der Fälle an, bei den hierzulande ebenfalls verbreiteten Genotypen 2 und 3 werden über 80 Prozent der behandelten Patienten geheilt.

Hepatitis C kommt nur beim Menschen vor und ist weltweit verbreitet. Jährlich infizieren sich drei bis vier Millionen Menschen, schätzt die Weltgesundheitsorganisation WHO. Nach Schätzungen des Robert-Koch-Instituts hatten etwa 0,5 Prozent der Deutschen schon einmal Kontakt mit HCV: Bei ihnen lassen sich Antikörper gegen das Virus nachweisen. In der Risikogruppe der Drogenkonsumenten sind 50 bis 80 Prozent infiziert.

Woche null

Die Last mit der Viruslast – den ersten Kampf habe ich verloren

Die Angst kam später. Zuerst hatte die Diagnose mir nicht viel bedeutet: Vor neun Jahren habe ich von meiner Hepatitis-C-Infektion erfahren, in meinem Blut waren entsprechende Virus-Antikörper diagnostiziert worden. Hepatitis C, erklärte mir der Arzt, sei eine schwer berechenbare Krankheit, die noch viele Jahre oder gar Jahrzehnte nach der Infektion chronisch werden kann. Im schlimmsten Fall führt sie zu Leberzirrhose oder Leberzellenkrebs und endet tödlich.

Es war im Frühsommer 1997, ich war 31 Jahre alt und heroinabhängig. Zwei meiner engsten Freunde waren auch infiziert. Hepatitis C ist eine Blut-zu-Blut-Infektion und unter Junkies sehr verbreitet. Das Virus war erst Ende der achtziger Jahre entdeckt worden, in den Jahren zuvor waren jedoch bereits zahlreiche Patienten durch kontaminierte Bluttransfusionen infiziert worden. Die Vorsichtsmaßnahmen, die wir Junkies damals gegen den HIV-Erreger trafen, reichten gegen Hepatitis C nicht aus. Nur ungebrauchte Spritzen zu benutzen war selbstverständlich für uns, aber das Hepatitis-C-Virus ist zäh und überlebt auch außerhalb des menschlichen Körpers. Einen Löffel zum Aufkochen der Droge gemeinsam zu benutzen, die Spritze im selben Wasserglas zu reinigen, all das konnte zur Infektion führen. Doch zu dieser Zeit hatte ich drängendere Probleme als das Virus.

Seit fünf Jahren arbeitete ich als Journalist, zuerst bei *Tempo*, später für *jetzt*, das Jugendmagazin der *Süddeutschen Zeitung*, und schließlich für den *Spiegel* und *Die Zeit*.

Mein Traumberuf, seit ich im Alter von 16 Jahren das Schreiben für mich entdeckt habe. Darüber hinaus war meine Arbeit für mich zu einem Symbol für ein neues, besseres Leben geworden. Ungefähr zur gleichen Zeit, in der ich anfing, mich für das Schreiben zu begeistern, hatte ich auch den Drogenrausch lieben gelernt. Mit 25 flüchtete ich mich in eine Drogentherapie, körperlich und seelisch völlig am Ende. Hätte ich weiter Heroin und Kokain gespritzt, hätte ich meinen 26. Geburtstag wohl nicht mehr erlebt. Nach der Therapie, im Januar 1992, war ich nach Hamburg gezogen. Ich liebte die Stadt von Beginn an. Ich war clean, lernte Kampfsport, fand neue Freunde, eine Anstellung als Volontär bei *Tempo* und verliebte mich. Bis Ende 1995 ging alles gut, vier großartige Jahre.

Neujahr 1996, kurz vor meinem 30. Geburtstag, wurde ich rückfällig. 1997 stand ich kurz davor, meinen Job, mein neues Leben wieder zu ruinieren. Es war ein qualvolles Tauziehen mit der Sucht, ein Leben zwischen Arbeit und nächstem Druck, zwischen Drogenbeschaffung und Entzugsschmerzen, jeder Tag bestimmt von Heimlichkeit, Angst und Verzweiflung. Für Sorge um das Virus war kein Raum. Wenn es mir nicht gelang, mich aus der Sucht herauszukämpfen, würde ich mir um eine Leberzirrhose wohl ohnehin keine Gedanken machen müssen.

Im Herbst 1997 trat ich meine zweite Drogentherapie an, und ich begann zum ersten Mal, mich mit meiner Hepatitis-C-Infektion auseinanderzusetzen. Konnte ich noch gesunde Kinder zeugen? Würde ich jemals wieder ungeschützten Sex haben können? Eine Übertragung des Virus beim Geschlechtsverkehr, erfuhr ich, sei sehr unwahrscheinlich, und ein Kind wäre wohl nicht infiziert. Danach war die Krankheit wieder lange Zeit kein Thema mehr für mich – den Entzug hinter mich zu bringen, der Neuanfang, beruflich und privat, damit war mein Leben völlig ausgefüllt.

In den folgenden Jahren jedoch drängte sich die Infektion immer mehr in mein Leben. Meine Leberwerte stiegen an, ich fühlte mich häufig müde und schwach, und meine Freundin sorgte sich um meine Gesundheit, unsere gemeinsame Zukunft und die Ansteckungsgefahr für sich selbst. Schließlich begaben sich nacheinander drei meiner engsten Freunde in eine Hepatitis-C-Therapie. Im Juli 2006 habe ich mich dann ebenfalls zu einer Behandlung entschlossen.

Jetzt, wenige Tage vor Beginn der Therapie, ist die Angst da. Sie stieg mit den Zahlen: Zehn Millionen. Zwölf Monate. Noch nie schienen mir Zahlen so bedrohlich. Meine Viruslast, so das aktuelle Testergebnis, war seit der letzten Blutuntersuchung sehr viel höher geworden. Zehn Millionen Viren in einem Milliliter Blutserum. Ich fühle mich verseucht. Mein Blut ist kontaminiert, jeder Tropfen ein Infektionsrisiko.

Zehn Millionen, ein Wert mit weitreichenden Folgen: Die Viruslast hat zentrale Bedeutung für den Verlauf einer Hepatitis-C-Therapie. Ein niedriger Wert erhöht die Heilungschancen und kann, im besten Fall, die Therapiedauer verkürzen. Vor allem bei einem Hepatitis-C-Genotyp 1, meinem Genotyp und unglücklicherweise der am schwierigsten zu behandelnden Variante des Erregers, ein enorm wichtiger Faktor. Normalerweise liegen die Heilungschancen in meinem Fall bei ungefähr 50 Prozent, und die Therapiedauer beläuft sich auf ein knappes Jahr. Bei einer Viruslast von unter 600 000 pro Milliliter, hatte mein Arzt mir erst wenige Monate zuvor erklärt, liegen die Heilungschancen bei 70 bis 80 Prozent und es sind möglicherweise nur sechs Monate Therapie erforderlich. In den vergangenen zehn Jahren war meine Viruslast immer sehr niedrig gewesen, um die 500 000 pro Milliliter. Eine Zeit lang war sie sogar unter der Nachweisgrenze gewesen. Damals hatten meine Heilungschancen ziemlich gut gestanden. Auch ein Grund, mich jetzt, nach all den Jahren, für eine Therapie zu entscheiden.

Mit dem aktuellen Ergebnis sinkt die Aussicht auf eine verkürzte Therapiedauer auf gegen Null. Eine Viruslast von zehn Millionen bedeutet 48 Wochen Therapie, mindestens. Ich fühle mich, als sei mein Antrag auf vorzeitige Haftentlassung von der Staatsanwaltschaft abgelehnt worden. Die Höchststrafe. Meine größte Angst ist Wirklichkeit geworden, noch bevor die Therapie begonnen hat.

Die Behandlung, die vor mir liegt, besteht in der Kombination von Interferon und Ribavirin. Jede Woche eine Interferonspritze, jeden Morgen und jeden Abend Ribavirin in Tablettenform. Ein Jahr lang, Monat für Monat, Woche für Woche, Tag für Tag. In den meisten Fällen wird die Therapie von sehr heftigen Nebenwirkungen begleitet, körperlichen und psychischen: Starke Grippesymptome, Schlafstörungen, Kreislaufprobleme, Gewichtsverlust, Hautausschlag, Haarausfall, Depressionen, Angstzustände und Aggressionsschübe gehören dazu.

In den vergangenen Jahren habe ich bei einigen meiner Freunde miterlebt, wie die Hepatitis-C-Behandlung ihr Leben überschattet hat: Beruf und Alltag, die Beziehung zu Partner, Kindern, Freunden – nichts war in dieser Zeit so wie zuvor. Sie hatten das Gefühl, den eigenen Stimmungsschwankungen hilflos ausgeliefert zu sein. Bernd war über Wochen so depressiv und suizidgefährdet, dass er nicht alleine sein konnte und immer wieder für einige Tage bei mir einzog. Seinen Zustand an den Tagen nach der wöchentlichen Interferonspritze hat er mit den Schmerzen bei einem Drogenentzug verglichen. Georg fühlte sich vergiftet, so fremd im eigenen Körper, dass Intimität und Sex für ihn unmöglich waren. Simone, deren Therapie noch bis zum März kommenden Jahres andauert, fühlt sich ständig schwach, ohne Antrieb, schutzlos und oft völlig überfordert.

Diese Aussichten machen mir Angst. Angst vor Kontrollverlust, Angst davor, meine Beziehung zu gefährden. Angst vor Depressionen, die ich noch aus meinen Suchtphasen in finsterster Erinnerung habe. Angst davor, wie in Zeiten der Drogenabhängigkeit der Arbeit und dem Alltag nicht gewachsen zu sein und bereits an den vier Stockwerken hinauf zu meiner Wohnung zu verzweifeln. Angst davor, keinen Ausgleich mehr im Sport finden zu können, durch Abende am Kicker oder bei Konzertbesuchen mit meinen Freunden. Für die Dauer der Behandlung kein Bier mehr trinken zu dürfen, auch das.

Sechs Monate sind eine lange Zeit. Wie lang, habe ich bei Bernd und Georg miterlebt, die die Therapie in dieser Frist abschließen konnten. Und oft nicht sicher waren, ob sie durchhalten würden. Jetzt liegen also beinahe zwölf Monate Behandlung vor mir.

Zugegeben, ich hätte gewarnt sein können. Aber wie immer hatte ich darauf vertraut, dass alles möglichst gut ausgehen würde. Die Krankheit hat nicht mitgespielt. Den ersten Kampf gegen das Virus habe ich wohl verloren. Kann sein, dass sich zumindest die Nebenwirkungen der Therapie in erträglichen Grenzen halten werden. Ich werde weiterhin auf das Beste hoffen. Auf eine seltsame Weise freue ich mich auch auf die Behandlung. Freue mich darauf, das Virus aus meinem Körper zu eliminieren und damit die letzte Altlast meiner Sucht. Freue mich auf einen Neuanfang danach, auf einen Alltag ohne körperliche Einschränkungen und ohne Angst um meine Gesundheit. Und, irgendwann, auf Kinder.

Woche eins

Die Schwerkraft nimmt zu, und die Welt wird irreal

Möglich, dass es am Wetter liegt. Freitag, der 8. September 2006, ist ein wunderbarer Spätsommertag, der Wind weht frisch, die Sonne scheint warm und strahlend. Meine Angst ist verschwunden. Na ja, nicht ganz, aber sie ist geschrumpft, zu einem sorgenvollen Stirnrunzeln am Rande der Wahrnehmung. Stattdessen macht sich aufgeregte Gelassenheit breit, wenn es so etwas gibt. Ziemlich genau die optimistische Grundstimmung, in der ich mich einige Monate zuvor für die Hepatitis-C-Behandlung entschieden habe – gespannte Neugier auf das, was vor mir liegt, auf neue Erfahrungen, auf eine große Herausforderung und auf einen Gewinn an Lebensqualität danach. Und vor allem die Überzeugung, dass ich es schaffen werde. Schließlich habe ich in meinem Leben schon miesere Zeiten durchgestanden, ohne Aussicht auf Besserung oder gar ein absehbares Ende. Außerdem habe ich mich dieses Mal vorbereiten können auf das, was vor mir liegt. So weit machbar, natürlich: Mit meinen Auftraggebern habe ich eine Absprache getroffen, die es mir ermöglicht, weitgehend von zu Hause zu arbeiten und meine Wohnung nur wenn nötig verlassen zu müssen, der Antrag auf begleitende Psychotherapie ist von der Krankenkasse bewilligt und die Wartefrist zum Bezug von Krankengeld habe ich bei der Krankenkasse von sechs auf zwei Wochen verkürzen können, für einen Freiberufler wie mich ein wichtiger Faktor. Alles Weitere muss ich auf mich zukommen lassen.

»Wenn alles gut läuft«, sagt mein Arzt, nachdem er mich über die Wirkungsweise der Medikamente, den Ablauf der

Therapie und die zu erwartenden Nebenwirkungen aufgeklärt hat, »kommst du aus der Sache zehn Jahre jünger wieder raus.« Genau das will ich hören!

Mittags dann die erste Spritze. Die Krankenschwester zeigt mir, wo ich die Nadel ansetzen muss. Mit intravenösen Injektionen habe ich ausreichend Erfahrung, aber diese ist anders, leicht schräg in die Bauchfalte stechen, dann langsam abdrücken. Die nächste Spritze werde ich mir unter ihrer Aufsicht selbst setzen.

Als ich nach Hause komme, bin ich ziemlich aufgekratzt. So sehr, dass ich meiner Freundin auf die Nerven gehe. Das Warten beginnt. Ein wenig erinnert mich das an meine ersten LSD-Experimente. Wann beginnt die Wirkung? Wie wird sie sein? Ich hasse es zu warten. Also ablenken. Ich beantworte Mails, erledige berufliche Telefonate, räume die Spülmaschine aus und hänge Wäsche auf. Linda flüchtet vor meinem Aktionismus in ihr Zimmer. Dann klingelt das Telefon. »Und – merkst du schon was?«, fragt Bernd. Ich spüre nichts. »Spätestens in zwei Stunden geht's los«, sagt er. Und empfiehlt mir, schnell noch etwas zu essen. »Später hast du keinen Appetit mehr.« Für Bernd war die erste Spritze ein Albtraum. Er hatte sie abends bekommen. Als er am nächsten Morgen aufwachte, fühlte er sich so elend, dass er glaubte, diesen Zustand unmöglich über Monate hinweg ertragen zu können. »Ich war fest davon überzeugt, niemand kann das«, sagt er. Allerdings neigt Bernd in Sachen Krankheit zu Dramatisierung und Panikanfällen. Bei jeder mittelschweren Grippe hat er sein Ende vor Augen und schließt innerlich mit seinem Leben ab. Ich kenne niemanden, der so häufig Antibiotika schluckt wie er.

Eine halbe Stunde später ruft Simone an. Sie hatte nach der ersten Interferonspritze so gut wie nichts gespürt. Sie hatte damals den halben Tag auf der Couch gesessen und in sich hineingehorcht, ohne dass etwas geschehen war.

Erst nach drei Wochen stellten sich bei ihr Nebenwirkungen ein.

Nach den Gesprächen läuft mein Ablenkungsprogramm weiter. Bis zum nächsten Klingeln des Telefons. Es ist Georg. »Kann noch ein paar Stunden dauern«, sagt er. »Ich drück dir die Daumen.«

Es beginnt am frühen Abend. Ich liege neben Linda auf der Couch, im Fernsehen läuft eine Folge der Cartoon-Serie »Die Simpsons«. Mit einem Mal ist mir saukalt. Unter meiner Bettdecke, der dicken für den Winter, ist es auszuhalten. Dann dreht irgendwer die Schwerkraft hoch. So muss sich jemand fühlen, der nach einem Leben in einer Weltraumstation zurück auf die Erde kommt. Bleierne Schwere drückt auf meinen Körper, die Beine, die Schultern, den Kopf. Am schlimmsten erwischt es meinen Rücken, es fühlt sich an, als würde meine Lendenwirbelsäule in einem Schraubstock stecken. Der Schmerz zieht bis in die Kniegelenke, die Oberschenkel sind wie unter Strom. Angenehm ist das nicht. Aber auszuhalten. Dann wird es für einen kurzen Moment wirklich finster.

Wir sitzen in der Küche, Linda hat Gemüsesuppe gekocht. Mein Appetit ist noch da, zum Glück. Linda kocht sehr gut. Mit einem Mal verschiebt sich meine Wahrnehmung. Alles scheint irgendwie falsch, besser gesagt, ich fühle mich irgendwie falsch. Was ich sage, wie ich rede oder mich bewege, das bin nicht wirklich ich. Zumindest nicht ganz, alles liegt irgendwie knapp daneben. Gruselig. So ähnlich habe ich mich vor Jahren häufig gefühlt, wenn ich gekifft hatte. Deshalb hatte ich mit dem Kiffen aufgehört. Während meiner ersten Drogentherapie war es mir ähnlich ergangen, als ich das erste Mal seit mehr als sechs Jahren wieder ganze Tage nüchtern erlebte. Nach einigen Minuten ist der Spuk vorbei, alles rückt sich wieder zurecht. Ich bin wieder ich und atme auf.

Doch die Schmerzen im Rücken und in den Beinen bleiben. Ich kann nicht schlafen. Mit so einem Zustand habe ich mehr Erfahrung, als mir lieb ist. Wochen und Monate habe ich mich in meinen Entzugsphasen durch schlaflose Nächte gequält. Schlaflosigkeit ist die Hölle. Sie höhlt dich aus, zermürbt dich, vergiftet die Nacht und den Tag, der folgt. Das Schlimmste sind die Ängste und Horrorszenarien, die in die Dunkelheit der Nacht und die traumlose Leere hineinwuchern. Meine Gedanken kreisen immer wieder um dieselben Fragen. Wie wird es weitergehen? Wie werde ich mich morgen fühlen, wie kommende Woche? Oder in drei, vier, fünf Monaten? Irgendwann falle ich in einen fiebrigen Halbschlaf. Gedanken, Ängste und Träume vermischen sich. Als die Sonne aufgeht, schlafe ich endlich ein.

Am Samstag geht es mir deutlich besser. Die Kopf- und Gliederschmerzen sind auf ein erträgliches Maß zurückgegangen. Am Sonntag hat sich mein Zustand fast wieder normalisiert. Abgesehen davon, dass ich schnell unkonzentriert und fahrig werde. Mittags geht es mir gut genug, um es mit Sport zu versuchen. Joggen, nur etwas mehr als eine halbe Stunde, ganz langsam. Das Experiment gelingt, abgesehen von der Gänsehaut auf den Armen bei mehr als 20 Grad im Schatten passiert nichts Bemerkenswertes.

Am Sonntagnachmittag sitze ich zusammen mit Linda und Simone in einem Straßencafé in der Sonne. Zuvor sind wir über einen Flohmarkt geschlendert, ein friedlicher, schöner Tag. Simone ist 41, ein Jahr älter als ich, eine gleichermaßen selbstsichere und durchsetzungsstarke wie sensible und warmherzige Frau – westfälisch direkt, blond, groß, schlank und sportlich. Wir haben uns Anfang der neunziger Jahre kennengelernt, beim gemeinsamen Kampfkunsttraining, und sind seit dieser Zeit enge Freunde. Ich hatte gerade die erste Drogentherapie hinter mir und war nach Hamburg gezogen. Sie ist in der Nähe von Gütersloh aufgewachsen und lebte seit ungefähr einem Jahr hier. Simone war ebenfalls einige Jahre heroinabhängig, in den achtziger Jahren in Westfalen. Eine Zeit, die sie sehr geprägt hat. Sie ist die Jüngste von vier Geschwistern, das Nesthäkchen. Ihr ältester Bruder könnte ihr Vater sein. An ihren Vater, einen gefühlsarmen Patriarchen alter Schule, kam sie bis zu dessen Tod vor knapp drei Jahren nicht wirklich heran. In ihrer Jugend war sie Leistungssportlerin, auf Bildern aus dieser Zeit sieht sie aus wie die Hauptdarstellerinnen in alten David-Hamilton-Filmen: unschuldig, verletzbar und ätherisch schön. Ihre Drogenjahre waren geprägt von einer missbräuchlichen Beziehung zu einem deutlich älteren und gewalttätigen Junkie und endeten für sie in einer Psychose, aus der sie sich mit Hilfe einer Psychotherapie herausarbeiten konnte. In Hamburg begann für sie ein neues Leben, das verbindet uns, unter anderem. Simone hat eine Ausbildung zur Schneiderin absolviert und später Modedesign studiert. Seit einigen Jahren führt sie gemeinsam mit einer befreundeten Kollegin ein eigenes Geschäft, in dem sie ihre Kreationen verkauft.

Simone und ich erörtern unsere Symptome. Wir sind beide unkonzentriert, bringen Sätze nicht zu Ende und springen von einem Thema zum nächsten. Simone hat sich am Tag zuvor ihre 23. Spritze gesetzt, nächstes Wochenende ist die erste Hälfte ihrer Behandlungszeit vorüber. Sie sagt, dass ihr seit einigen Wochen vermehrt Haare ausfallen. Dann zieht sie ein Hosenbein hoch und zeigt einen roten Ausschlag an ihrer rechten Wade, der immer größer wird. Linda hört und sieht uns amüsiert zu. Eine Szene wie im Pflegeheim beim Sonntagskaffee. Eigentlich dachte ich, dass ich solche Gespräche erst in dreißig Jahren führen würde. Ich erzähle von meinen Wahrnehmungsstörungen, Simone von ihren Panikattacken, davon, dass ihre Gedanken oft in einer Endlosschleife um sich selbst kreisen. Ein Zustand, der unangenehme Erinnerungen an ihre Psychose auslöse, wie sie sagt. »Es fällt mir schwer, die Ruhe zu bewahren und mich nicht in Angst vor der Angst zu steigern.« Wieder psychotisch zu werden sei ihr schlimmster Albtraum. Ihr Arzt hat ihr ein Psychopharmakon verschrieben und psychotherapeutische Unterstützung empfohlen, zumindest für die Dauer der Hepatitis-C-Behandlung. Ich habe mit meinem Psychotherapeuten vereinbart, bei Bedarf kurzfristig einen Termin zu bekommen, für alle Fälle.

Abends sind die Bleigewichte an Kopf und Körper wieder da. Auch während der nächsten Tage spüre ich sie. Spätestens am frühen Abend drücken sie mich nieder, auf die Couch. Darauf kann ich mich einstellen, denke ich. Also alles Wichtige früh am Tag erledigen, solange Kraft und Konzentration mitspielen. Und abends auf die Couch. Glücklicherweise habe ich in weiser Voraussicht eine umfangreiche DVD-Sammlung angelegt – *Die Sopranos*, *Six Feet Under*, *24*, *Buffy*, *Angel*. DVD-Serienboxen sind perfekt, Geschichten, in die ich eintauchen kann. Zumindest in Sachen Fernsehprogramm sind die Aussichten rosig.

Woche zwei

Ich werde Traktor

»Vorsicht!«, sagt der Mann mit dem Mundschutz ziemlich laut, »Das ist hochinfektiöses Material!« Das hübsche Mädchen ihm gegenüber nickt. »Ich weiß«, sagt sie. Der Mann ist Zahnarzt, das Mädchen seine Sprechstundenhilfe. Die beiden haben sich über meinen Kopf gebeugt, das hochinfektiöse Material stammt aus meinem Mund – entzündetes Gewebe, Eiter, Blut. Vor der Behandlung hat der Arzt zwei Paar OP-Handschuhe übereinandergezogen. Natürlich hat er recht, mein Blut ist hochinfektiös, und für medizinisches Personal ist die Gefahr, sich mit Hepatitis C zu infizieren, besonders groß. Trotzdem: Sehr angenehm ist es nicht, solche Sätze zu hören. In diesen Momenten wird das Virus, im Alltag eher abstrakt, real und damit bedrohlich. So ähnlich habe ich mich vor einigen Jahren gefühlt, als ich mich während des Kampfkunsttrainings verletzt hatte und die Übungen unterbrochen werden mussten, bis ich die Blutstropfen von der Matte gewischt hatte.

Donnerstag, früher Nachmittag. Am Mittwoch waren die Zahnschmerzen gekommen. In der Nacht wurden sie so stark, dass ich nicht schlafen konnte. Als ob mein Körper mir nicht schon genug Probleme bereitete! Jetzt liege ich mit offenem Mund auf dem Behandlungsstuhl einer Praxis, Schweiß steht auf meiner Stirn, alle Muskeln sind verkrampft. Ich habe panische Angst vor dem Zahnarzt. Kurz bevor ich meine erste Drogentherapie angetreten habe, mit Mitte zwanzig, hat der Zahnarzt in meinem Heimatdorf acht Zähne in einer Sitzung behandelt, der Eingriff dauerte vier Stunden. Die

Therapieeinrichtung bestand auf Zahnsanierung vor Aufnahme in die Klinik, und ich hatte erst am letztmöglichen Tag Zeit für den Zahnarztbesuch gefunden. Mein Körper reagierte nach jahrelangem Opiatkonsum fast überhaupt nicht auf die örtliche Betäubung, und als nach zwei, drei Stunden dann noch die Wirkung des Heroins nachließ, litt ich Höllenqualen. Am Ende hatte ich mir die Oberschenkel durch die Jeans hindurch blutig gekratzt.

Dieses Mal wirkt die Betäubung. Die Arzthelferin empfiehlt mir Ibuprofen für die ersten Stunden, bis die Entzündung abgeklungen ist. Die erste Tablette ist eine beinahe magische Erfahrung: Nicht nur, dass ich wieder schmerzfrei essen kann, auch die Gliederschmerzen und der dumpfe Druck im Kopf, die mich seit einer Woche begleiten, verschwinden. Ein wunderbares Gefühl der Befreiung. Ich schlafe so tief wie seit einer Woche nicht mehr. Am nächsten Morgen erzählt mir Bernd, dass Jochen, ein gemeinsamer Bekannter aus der Zeit der Drogentherapie, während derer Bernd und ich uns vor 15 Jahren kennengelernt haben, ebenfalls seit mehr als einem halben Jahr wegen Hepatitis C behandelt wird und seit Monaten mehrmals täglich Ibuprofen einnimmt. Jochen befürchtet, mittlerweile davon abhängig zu sein. Ich nehme mir vor, Ibuprofen nur im Notfall zu schlucken.

Freitagmittag dann die zweite Interferoninjektion – dieses Mal spritze ich selbst, zum ersten Mal, allerdings noch in der Arztpraxis und unter Aufsicht. Als ich am späten Abend noch immer keine Nebenwirkungen spüre, werde ich unruhig. Habe ich etwas falsch gemacht? Oder noch schlimmer – reagiert mein Körper möglicherweise gar nicht auf die Behandlung? Solche Fälle gibt es. Nachts halten mich diese Gedanken wach. Irgendwie absurd: Die Nebenwirkungen bringen mich um den Schlaf, aber ihr Ausbleiben ebenso.

Am Samstagmorgen ruft Georg an. Georg ist 43, er wohnt mit Frau und Sohn in einem Dorf im Rheinland, zwei Kilometer von dem Ort entfernt, an dem wir beide aufgewachsen sind. Mein ältester Freund, als wir uns kennenlernten war ich elf oder zwölf Jahre alt und habe zu dem drei Jahre älteren Jungen aufgeschaut: Er spielte in einer Band, auf seinen Unterarm waren chinesische Schriftzeichen tätowiert, er war ein guter Fußballer, hatte Erfolg bei den Mädchen und konnte mit Worten genauso gut umgehen wie mit seinen Fäusten. Wir wurden schnell enge Freunde. Gemeinsam engagierten wir uns im Organisationsteam eines selbstverwalteten Jugendzentrums, und als ich 14 war, rauchte ich mit ihm meinen ersten Joint. Jahre später haben wir Georgs jüngeren Bruder, mit dem ich ebenfalls befreundet war, nach einem Autounfall unter Drogeneinfluss zu Grabe getragen. Wir haben viele aufregende Momente und einige leidvolle Erfahrungen miteinander geteilt.

Ende der achtziger Jahre ging Georg nach Lübeck, damals bin ich häufig bei ihm untergekrochen, wenn ich entgiften wollte. Kurz vor der Geburt seines Sohnes zog es ihn wieder zurück in unsere gemeinsame Heimat, in die Nähe seiner Familie und der seiner Frau. Heute lebt er in einem ehemaligen Pfarrhaus mit weitläufigem Garten, seine Schwiegereltern nur wenige Straßen entfernt. Gitarre spielt er immer noch leidenschaftlich, vor Kurzem hat er auch wieder begonnen, Fußball zu spielen. Unsere Freundschaft hat Krisen überdauert und ist trotz aller Veränderungen weiter gewachsen. Ein großes Geschenk, für uns beide.

Georg ist seit beinahe anderthalb Jahrzehnten clean. 2003 hat er erfolgreich eine Hepatitis-C-Therapie abgeschlossen. Er versucht, mich zu beruhigen. Er habe während der Behandlung, sagt er, in einer Selbsthilfegruppe eine junge Frau kennengelernt, die über den gesamten Behandlungszeitraum kaum Symptome verspürt habe. Und am Ende dennoch geheilt war.

Später am Tag treffe ich Bernd. Er sagt, die Nebenwirkungen seien halt nicht kalkulierbar. »Bei dem Scheißzeug kannst du dich einfach auf nichts verlassen. Am Tag nach der Spritze war manchmal alles O.K. und ich dachte, prima, das Schlimmste ist überstanden. Und dann ging es Tage später wieder richtig los.«

Am Montagmorgen sind die Gliederschmerzen und der Druck im Kopf wieder stärker. Ich muss arbeiten, unbedingt. Den Text über die amerikanische Band »Scissor Sisters« hätte ich schon am Freitag abgeben müssen, der Montagmittag ist absolute Deadline. Mein Zeitplan funktioniert nicht mehr. Meine Belastungsgrenze sinkt stetig. Morgens brauche ich ewig, bis ich in die Gänge komme. Mein Körper erinnert mich an den alten Dieseltraktor auf dem Bauernhof meines Großonkels in meiner Kindheit. Es war ein grüner Hanomag, vor dem Starten musste endlos lange Zeit vorgeglüht werden. Bis der Trecker sich stotternd und rumpelnd in Bewegung setzte, vergingen Minuten. Außerdem macht mein Kreislauf schnell schlapp, nach dem Brötchenholen und Treppensteigen in den vierten Stock muss ich mich schwer atmend am Türrahmen festhalten.

Meinem Kopf geht es nicht besser. Schreiben fällt mir immer schwerer, das Zeitfenster, in dem konzentriertes Arbeiten möglich ist, wird immer kleiner. Auch das Arbeitspensum, das ich in dieser Phase bewältigen kann, nimmt ab. Zuerst muss ich mich regelrecht in jeden Text hineinkämpfen, und spätestens nach zwei, drei Stunden geht gar nichts mehr. Die Worte sperren sich, lassen sich nur mit großer Mühe zu Sätzen fügen. Und diese Sätze, eckig und schwerfällig wie Lastkähne, wollen dann nichts miteinander zu tun haben. Früher hat es in solchen Momenten genügt, eine Pause einzulegen. Danach ging es weiter. Aber das ist vorbei, keine Chance, später am Tag noch irgendetwas zustande zu bringen. Der Akku ist leer, ganz einfach. Ich muss lernen, mich darauf einzustellen. Wenn noch Unwägbarkeiten wie Zahnschmerzen dazukommen, löst sich jede Routine endgültig auf.

»Auf die Dauer ist das ganz schön zermürbend«, sagt Bernd. Wirklich daran gewöhnt habe er sich während der gesamten Behandlungsdauer nicht. Im Gegenteil, von Woche zu Woche war ihm sein Leben anstrengender erschienen. Er hat sich damals ziemlich zurückgezogen. »Ich war so sehr mit mir selbst, mit den Nebenwirkungen der Behandlung beschäftigt, dass ich das Gefühl hatte, nicht mehr Teil dieser Welt zu sein«, sagt er. Nach der Arbeit sei er so erschöpft gewesen, dass ihm selbst Treffen mit Freunden zu strapaziös waren. Oft ist er nicht einmal mehr ans Telefon gegangen. Bernd ist Außendienstler in einem großen Verlag, er redet den ganzen Tag mit Kunden. Damals konnte er den Gesprächen irgendwann nur noch mit Mühe folgen. Am Abend wollte er einfach Ruhe, sogar sein Sohn war ihm dann oft zu anstrengend. Allerdings, sagt Bernd, habe es ihm gut getan, wenn er Jochen am Telefon über dessen Nebenwirkungen habe jammern hören. »Dann habe ich mich nicht so allein und verloren gefühlt. Es ist wichtig, während dieser Zeit mit jemandem reden zu können, der weiß, wie es dir geht.« Vor sechs Wochen hat Bernd die Hepatitis-C-Behandlung beendet, seitdem geht es ihm von Tag zu Tag besser. Wie gut, dass es Menschen wie ihn gibt. Freunde, die verstehen, was mit mir geschieht, und von deren Erfahrungen ich profitieren kann. Ich bin nicht allein.

Woche drei

Ich horche in die Hölle, werde von einem Boxer getröstet und gewinne ein Heimspiel

Diesmal sind die Zahlen auf meiner Seite. Donnerstag, der 21. September 2006, meine ersten Blutwerte unter Therapie liegen vor. Meine Leberwerte haben sich wieder beinahe vollständig normalisiert, nach gerade einmal zwei Wochen Behandlung. Zu Beginn der Therapie waren sie noch stark erhöht, zum Teil um das Fünf- bis Sechsfache des Grenzwertes. Jetzt liegen alle im Normalbereich, nur ein einziger minimal darüber. So schnell gehe das selten, sagt mein Arzt. Das Ergebnis bedeute, dass mein Körper auf die Behandlung gut anspricht.

Auf meine Leber ist Verlass. Schon vor zwei Jahren, als ich mich einer Leberbiopsie unterzogen habe, war mein Arzt vom Resultat sehr überrascht. Zustand Null / Null, keinerlei krankhafte Veränderungen feststellbar. Die Idealdiagnose, obwohl ich meine Leber jahrzehntelang mit so ziemlich jedem Gift, dessen ich habhaft werden konnte, malträtiert hatte und seit mindestens sieben Jahren mit Hepatitis C infiziert war. Ein so gutes Ergebnis, sagte mein Arzt, der eine Schwerpunktpraxis für HIV und HCV betreibt, habe er bei Patienten mit meiner Krankheitsgeschichte erst ein einziges Mal erlebt.

Auch heute macht er mir Mut. Die Leberwerte, sagt er, ließen auf einen positiven Verlauf der Behandlung hoffen. Die Zahlen tragen mich durch den Tag. Zu Hause setze ich mich an meinen Schreibtisch, schreibe endlich den Text über die schwedische Band »Mando Diao« zu Ende, mit dem ich mich seit Tagen quäle. Na also, geht doch! Ein gutes Gefühl.

Allein, die Euphorie hält nicht lange vor. Am nächsten Morgen bittet mich die zuständige Redakteurin um einige Änderungen, bis Montagmorgen. Eigentlich bittet sie mich um einen neuen Text. Ich kann sie verstehen, ihre Kritik ist fundiert. Und im Arbeitsalltag kommt es immer wieder vor, dass ein Redakteur andere Vorstellungen hat. Aber dieses Mal verunsichert mich die Kritik, sie tritt meiner Selbstsicherheit die Beine unter dem Hintern weg und stellt, so scheint es mir, meine Arbeitsfähigkeit an sich in Frage. Was, wenn die überarbeitete Version des Textes immer noch nicht druckfähig sein sollte? Wenn so etwas in den vielen Monaten der Therapie, die vor mir liegen, häufiger geschieht? Dann habe ich wirklich ein Problem.

Freitagnachmittag setze ich mir die dritte Spritze. Danach Grillen bei Bernd. Bernd stammt aus einer Kleinstadt in Hessen, Anfang der neunziger Jahre sind wir nach dem Ende der stationären Drogentherapie zusammen nach Hamburg in eine Nachsorge-WG gezogen. Dort sollten Ex-Junkies wie wir auf dem Weg zurück in Alltag und Gesellschaft therapeutisch begleitet werden. Für uns beide verlief dieser Weg alles andere als geradlinig, wie ich hat auch Bernd noch Rückfälle gehabt, vielleicht haben müssen. Mittlerweile ist er 38 und seit mehr als zehn Jahren clean. Vor vier Jahren hat er sich von seiner Frau getrennt. Er wohnt mit seiner Freundin Sophie und seinem zehnjährigen Sohn Paul in einem Reihenhaus im Norden von Hamburg, hinter dem winzigen Haus eine noch winzigere Terrasse und Rasenfläche.

Ich sitze vor dem Grill und starre ungeduldig in die Kohle. Ich habe Hunger, die verdammte Kohle glüht nicht durch. Immer wieder stehe ich auf, wedele mit der Kehrschaufel Sauerstoff in die Glut oder puste hinein. Nach nicht einmal einer halben Minute wird mir schwindelig, ich muss mich wieder setzen. »Sei vorsichtig«, sagt Bernd. »Wenn ich mich während der Behandlung überanstrengt habe, hatte ich am nächsten Morgen Fieber.«

Samstagmorgen ruft Simone an. Wir haben geplant, zu viert an die Nordsee zu fahren, Simone, ihre Schwester, Linda und ich. Ich sage ab. Ich bin völlig erledigt. Der Abend am Grill war zu viel, obwohl ich zehn Stunden geschlafen habe, fühle ich mich so schwach und müde, dass ich beschließe, mich nicht weiter als wenige Schritte von meiner Couch zu entfernen. Simone dagegen hat gerade ein Energiehoch, seit einer Woche schon. Sie ist voller Tatendrang, sogar ihre Schlafstörungen, in den Wochen zuvor ihr größtes Problem, haben nachgelassen. Das Antidepressivum, das der Arzt ihr verschrieben hat, scheint zu wirken. Außerdem nimmt Simone Vitaminpräparate, um die Nebenwirkungen der Hepatitismedikamente zu bekämpfen. Gestern hat sie sich ein neues Fahrrad gekauft, sie ist bester Laune, ziemlich aufgekratzt. Die Hälfte der Behandlungszeit liegt bereits hinter ihr. Ihr Beispiel macht mir Hoffnung auf bessere Tage.

In der Post ist ein Leserbrief, den mein Verlag an mich weitergeleitet hat. Er stammt von einer Joe aus Berlin. Sie schreibt, sie sei in dem gleichen Dorf aufgewachsen wie ich, und wir hätten uns einmal gut gekannt. Ich erinnere mich, damals hieß Joe noch Sylvana. Mit 13 war ich sehr in sie verliebt, später, als wir beide ungefähr 18 waren, haben wir uns wieder getroffen und waren für einige Wochen ein Paar. Das Heroin hat uns nach kurzer Zeit wieder auseinandergebracht. Danach haben wir uns aus den Augen verloren. Sie schreibt, sie würde den Kontakt zu mir gerne wieder aufleben lassen, neben der Adresse steht auch ihre Telefonnummer.

Am Telefon sagt sie, dass sie mit zwei Hunden und zwei Kindern am Stadtrand von Berlin lebe. Sie habe ein Studium abgebrochen und sich in der Lokalpolitik engagiert, bei den Grünen. Das weitere Gespräch nimmt einen gruseligen Verlauf.

»Du bist doch Journalist und triffst Hollywoodstars, oder?«

»Ja, manchmal.«

»Kennst du Brad Pitt?«

»Den habe ich vor einigen Jahren interviewt, wieso?«

»Ich muss dringend Kontakt zu Brad Pitt oder Tom Cruise aufnehmen, dass ist lebenswichtig.«

»Äh, ach so. Da kann ich dir leider nicht helfen, ich habe keine Telefonnummer von denen.«

»Kannst du die nicht rausbekommen? Es eilt, bald geht es hier in Berlin richtig ab, du wirst schon sehen, die Raketen sind schon ausgerichtet.«

»Verstehe.«

Nein, ich verstehe absolut gar nichts. Hilfe, wo bin ich da hineingeraten? Ich versuche, das Thema zu wechseln, frage, warum sie das Studium geschmissen hat. Das macht es nicht besser.

»Ich bin gemobbt worden. Die stecken alle mit drin. Die an der Uni, die Grünen, die Lesben.«

»Ach so.«

»Da läuft eine riesige Verschwörung, sie sind sogar in meinen Körper eingedrungen und haben mir was rausgenommen. Und Haare haben sie mir auch gestohlen, ich hatte doch immer ganz dichtes, dickes Haar.«

»Ja, ich erinnere mich.«

Verdammt, was ist nur mit dem Mädchen, so wie ich es kannte, passiert? Nicht nur die Haare sind weg. Ich hoffe sehr, dass sie sich in ärztlicher Behandlung befindet, wage aber nicht, danach zu fragen.

»Ich werde verfolgt. Ich bin auch schon einige Male zusammengeschlagen worden. Deine Freundin verfolgt mich auch, seit ich dir den Brief geschrieben habe. Du musst nichts dazu sagen, ich weiß das.«

Ich weiß nicht, was ich sagen soll. Als sie mit ihrem Hund zu reden beginnt, der sich auf ihren Schoß setzen will, nutze ich die Gelegenheit.

»Ich muss jetzt los, war schön, dich zu hören, bis bald.«

Zum Glück hat sie vergessen, nach meiner Adresse oder Telefonnummer zu fragen.

Ein Gespräch, als hätte ich in die Abgründe der Hölle gehorcht. Mich schaudert, ich ringe um Fassung. Auch wenn sie viele Hundert Kilometer entfernt ist, ihr Wahn bedroht mich. Psychische Gesundheit, so scheint es, ist ein fragileres Gut, als wir gemeinhin annehmen. Und in dieser Hinsicht fühle ich mich im Moment ebenfalls nicht besonders gefestigt. Ich denke an Simones Angst vor einer erneuten Psychose, ich kann sie gut verstehen. Am Abend flüchte ich mich in Lindas Arme. Die Hölle kann mir nichts mehr anhaben.

Am Sonntagmorgen wird das Brötchenholen zum Kraftakt. Mir fällt der Boxkampf ein, den ich vergangene Nacht im Fernsehen gesehen habe. Er hat meine körperlichen Probleme ein wenig relativiert. Wenn Artur Abraham acht Runden mit gebrochenem Kiefer boxen und seinen Titel verteidigen kann, dann wirst du wohl noch diese verdammten vier Stockwerke schaffen, sage ich mir. Oben angekommen, rast mein Puls, ich bin kurzatmig und meine Augen flimmern. Der Unterschied zwischen mir und Artur Abraham ist der, dass beim Boxen jede der zwölf Runden drei Minuten dauert. Für mich dauert jede Runde vier Wochen, und ich habe noch nicht einmal die erste hinter mir.

Mein Kreislauf verdient seinen Namen nicht mehr. Anständig im Kreis läuft da gar nichts, wenn ich vom Stuhl aufstehe, wird mir schwindelig. Wenn ich von meinem Balkon hinunterschaue, Schwindel, ich muss mich am Geländer festhalten. Sogar wenn meine Finger zu schnell über die Computertastatur hasten, wird mir übel. Und als ich die *FAS* lese, mein geliebtes Sonntagnachmittagsritual, ist nach dem Feuilleton Schluss, die Buchstaben tanzen vor den Augen. Am Abend läuft im ZDF ein Beitrag über den Marathon in Berlin. Er zeigt einen 80-jährigen Läufer, den die Strapaze überfordert hat. So ungefähr habe ich mich am Nachmittag gefühlt, nur, dass ich statt der 42 Kilometer bloß wenige Hundert Meter bis ins Café um die Ecke zurückgelegt hatte.

Glücklicherweise kann all das meine gelassene und irgendwie heitere Grundstimmung nicht trüben. Ich beobachte amüsiert, wie seltsam mein Körper reagiert. Außerdem bin ich ziemlich handzahm und anhänglich, Streiten ist mir zu anstrengend, und am wohlsten fühle ich mich in den Armen meiner Freundin. Ich bin wie ein Kater, richte mich wohlig schnurrend in meiner Wohnung und in meinem veränderten Leben ein. Von dieser Form der Nebenwirkungen ist Linda recht angetan.

Montagnachmittag werde ich im Taxi seekrank. Der Fahrer hat einen rasanten Stil, das Schaukeln des Wagens ist beinahe zu viel für meinen Kreislauf und meinen Magen. Ich bin auf dem Weg zum Bahnhof, zwei Lesungen in NRW liegen vor mir. Die erste abends in Erkelenz, der Kleinstadt am Niederrhein, in der ich aufgewachsen bin. Die fünfstündige Zugfahrt wird bald zur Tortur. Ein Ziehen in Armen und Beinen, als seien meine Sehnen zu kurz für die Knochen. Meine Augen flimmern, an den Rändern franst das Bild aus. Mein Kopf fühlt sich an, als habe ihn jemand auf die doppelte Größe aufgepumpt und den so entstandenen Hohlraum mit Watte gefüllt. Irgendwo inmitten der Watte muss auch ein Gong versteckt sein, immer wieder ein dumpfes Dröhnen. So ähnlich hat es sich vor Jahren angefühlt, wenn auf der Rückreise nach einem Interview langsam Entzugserscheinungen einsetzten. Nur, dass heute nicht der erlösende Druck wartet. Im Gegenteil – am Abend erwartet mich die zweistündige Lesung. Ich habe keine Ahnung, wie ich die Veranstaltung bewältigen soll.

Eigentlich liebe ich es, mit dem Zug zu fahren. Der Blick aus dem Fenster hat etwas Meditatives, Anregendes, die vorbeiziehende Landschaft bringt die Gedanken auf Touren.

Nicht dieses Mal. Die Welt vor meinem Fenster nehme ich kaum wahr, in der Scheibe nur mein Spiegelbild. Ich bin gefangen in mir selbst. Finde keine schmerzfreie Sitzposition. Also ablenken, lesen. Aber nach kurzer Zeit wird das Flimmern vor meinen Augen stärker. Schluss damit, ich brauche meine Augen noch. Beim nächsten Mal werde ich Hörbücher einpacken. Der einzige Lichtblick sind die Mädchen und Frauen auf den Bahnsteigen. Ich sammle angenehme Bilder als Mittel gegen die Schmerzen und die Schwärze – schöne Gesichter, Silhouetten, Dekolletees, manchmal ein Lächeln. Das verschafft mir für Momente Linderung.

In Erkelenz angekommen, kann ich kaum noch auf meinen Beinen stehen, die Reise hat mich ausgeknockt. Mein Vater holt mich vom Bahnhof ab, meine Mutter hat gekocht. Sie ist entsetzt, wie schlecht ich aussehe, fragt, warum ich mir eine Lesung zumute, in diesem Zustand. Seit Jahrzehnten macht sie sich Sorgen um mich. Und sie genießt es, wenn sie mich, wie jetzt, verwöhnen kann, Suppe, eine Wärmflasche, ein weiches Bett. Glücklicherweise bleiben mir noch zwei Stunden zur Erholung. Ich falle ins Bett. Später dann die Lesung. Die Leonardskapelle ist mit hundert Besuchern gut gefüllt, viele alte Freunde und Freundinnen sind da. Die gute Stimmung, die Endorphine und das Adrenalin tragen mich durch den Abend. Später ein Essen mit Freunden, Georg und mein jüngerer Bruder André sind auch dabei. Als ich ins Bett gehe, bin ich völlig fertig, aber zu aufgedreht, um Schlaf zu finden. Trotzdem, jetzt weiß ich wieder, warum ich mir die Strapazen einer Lesung zumute. Das Gefühl, noch am Leben jenseits meiner Wohnung teilzunehmen, Freunde zu treffen, etwas Sinnvolles zu tun, ist großartig. Ach ja, Rechnungen zahlen muss ich natürlich auch.

Am Dienstagabend lese ich in Hagen, mein Zug geht gegen 16 Uhr. Mittags besuche ich meine Schwägerin und meinen Neffen. Dienstag ist ihr freier Tag, mein Bruder ist zur Arbeit. André ist zweieinhalb Jahre jünger als ich. Er wohnt mit seiner Familie nur wenige Kilometer von unserem gemeinsamen Elternhaus und nicht einmal einen Kilometer vom Haus seiner Schwiegereltern entfernt, für mich unvorstellbar. Obwohl in meiner jetzigen Situation die Vorstellung, die Eltern in der Nähe zu haben und ihre Hilfe tagtäglich in Anspruch nehmen zu können, nicht ohne Reiz ist. Na ja, theoretisch, höchstwahrscheinlich würden mir die beiden mit ihrer ständigen Sorge und Fürsorge schnell zu viel werden.

Jonah, mein Neffe, wird im Dezember drei. Er ist ein aufgeweckter, lebhafter Junge. Nachdem ich ihn zwei Mal durch die Luft gewirbelt habe, muss ich mich setzen, ich bekomme kaum noch Luft, mir schwindelt. Ich bin froh, dass Linda und ich unsere Familienplanung auf die Zeit nach der Therapie verschoben haben. Ich weiß nicht, ob ich der Belastung, ein Kind großzuziehen, im Moment gewachsen wäre.

Woche vier

Steven Tyler verliert seine Frau, und meine Freundin bleibt gesund

»Alle meine Blutwerte sind in Ordnung«, sagt Linda. »Und der Hepatitis-C-Test ist negativ.« Freitagvormittag, Linda ist gerade von einem Arztbesuch zurückgekehrt. Freitag ist ihr freier Tag, an vier Tagen in der Woche arbeitet sie in einer Weinhandlung. Linda ist 29, seit viereinhalb Jahren sind wir ein Paar. Sie ist in Düsseldorf aufgewachsen, 45 Kilometer von meinem Heimatort entfernt. Kennengelernt haben wir uns in Hamburg. Ich habe mich sofort in sie verliebt, in ihre Lebendigkeit, ihre Sensibilität, ihre Verletzlichkeit, ihr Lachen. Zugegeben, dass sie wunderschön ist, hat auch nicht geschadet. Seit beinahe vier Jahren wohnen wir zusammen, im Sommer habe ich ihr einen Heiratsantrag gemacht. Kurz zuvor hatten wir uns gemeinsam für meine Hepatitis-C-Behandlung entschieden. Auch Linda war dafür, die Therapie hinter uns zu bringen, bevor wir uns der Herausforderung einer Familiengründung stellen.

Linda hatte sich entschlossen, einen Bluttest zu machen, weil sie sich in der jüngsten Vergangenheit häufig müde und kraftlos fühlte. Eine Woche zuvor habe ich sie zur Blutentnahme begleitet. Linda hat panische Angst vor dem Moment, in dem die Nadel der Spritze in ihre Haut dringt. Sie begann zu hyperventilieren, wimmerte und zuckte am ganzen Körper. Ich musste sie festhalten, sonst hätte die Arzthelferin keine Chance gehabt, die Kanüle anzusetzen. Ein wenig erinnerte sie mich an Linda Blair in *Der Exorzist*.

Das Ergebnis beruhigt uns beide. Meine Freundin zu infizieren wäre die größtmögliche Katastrophe. Obwohl wir schon zu Beginn unserer Beziehung ausführlich über meine Hepatitis-C-Infektion, die damit verbundenen Ansteckungsrisiken und Vorsichtsmaßnahmen gesprochen haben, war ein Rest Sorge geblieben. Nachdem ich von meiner gestiegenen Viruslast erfahren hatte, war auch Lindas Angst vor einer Ansteckung gewachsen. In einem unachtsamen Augenblick eine von mir benutzte Rasierklinge oder Zahnbürste verwenden: Wenn es ganz dumm kommt und eine noch so kleine Verletzung vorliegt, genügt das.

Am Abend die vierte Spritze. Danach ist die erste Packung leer, Runde eins habe ich geschafft, immerhin. Ein gutes Gefühl, zumindest solange ich nicht darüber nachdenke, wie viele Runden noch vor mir liegen. Einige Wochen zuvor hat Simone mir erzählt, dass sie den Termin der nächsten Injektion manchmal gar nicht abwarten kann. Dass sie häufig den irrationalen Impuls verspürt, sich zwei, drei Spritzen direkt hintereinander zu setzen und so die Dauer der Behandlung zu verkürzen.

Samstag bin ich wieder völlig erledigt. Ich fühle mich zerschlissen, komme kaum hoch von der Couch. Kein Problem, ich muss ja auch nicht. Sogar Zeitunglesen ist auf die Dauer zu anstrengend, es fällt mir schwer, die Buchstaben zu fixieren. Stattdessen ein Comic, das Zusammenspiel von Bild und Text entlastet meine Augen. Gerade ist der erste Band der Farbedition von Jeff Smiths *Bone* erschienen, eine der gelungensten Comicserien des vergangenen Jahrzehnts. Brillante, stimmungsvolle Zeichnungen, originelle Figuren, Charme, Witz und eine überbordende Fantasie, angesiedelt irgendwo zwischen Carl Barks Donald Duck und J. R. R. Tolkiens *Herr der Ringe*. Obwohl ich die Reihe schon seit der Veröffentlichung der Schwarzweißedition in den Neunzigern kenne, kann ich nicht aufhören zu lesen. Ich versinke in der Geschichte. Zum Glück stehen sämtliche Nummern der amerikanischen Originalausgabe in meinem

Regal. In solchen Augenblicken ist meine Comicsammlung ein echter Schatz.

Sonntag, der 1. Oktober 2006, ist Welt-Hepatitis-Tag. In Kopenhagen spricht Bob Geldorf, früher Musiker und seit Jahrzehnten eine Art hauptamtlicher Gutmensch, auf der zentralen Veranstaltung der Weltgesundheitsorganisation WHO. Die deutsche Pressekonferenz Anfang der Woche in Hamburg habe ich leider verpasst, sie fand zeitgleich mit meiner Lesung in Hagen statt. 180 Millionen Menschen weltweit, schätzt die WHO, sind mit Hepatitis C infiziert, für Deutschland wird die Zahl der Infizierten mit ungefähr einer halben Million angegeben. Mehr als 80 Prozent, heißt es, wissen nicht einmal von ihrer Infektion, Hepatitis gilt daher als »stille Krankheit«. Die WHO will der Krankheit in der Gesellschaft eine größere Aufmerksamkeit verschaffen und dafür sorgen, dass Infektionen früher erkannt werden. Sie will aufklären, ohne zu stigmatisieren: Hepatitis C gilt vielen immer noch zu Unrecht als reine Junkie-Seuche. In der Presse jedoch wird der Welt-Hepatitis-Tag beinahe vollständig ignoriert.

In Hagen hat mich nach der Veranstaltung ein Mann angesprochen, der ebenfalls mit dem Virus infiziert ist. Seine Behandlung wird in einigen Monaten beendet sein. Der Mann ist Ende vierzig, ein bodenständiger Familienvater, sieben Kinder, der nie mit Drogen in Berührung gekommen war. Als Teenager hatte er einen schweren Mopedunfall gehabt und war durch eine Bluttransfusion infiziert worden. Das Virus wurde erst viele Jahre später diagnostiziert. Am Freitag hat mir eine Frau geschrieben, die gerade von ihrer Infektion erfahren hat und nicht weiß, wo sie sich angesteckt hat. Das ist nicht ungewöhnlich, weniger als ein Drittel der Infizierten gehören zur Risikogruppe der intravenösen Drogenkonsumenten wie meine Freunde und ich. Ich frage mich, ob es den Umgang mit der Erkrankung und deren Behandlung verändert, wenn der Infektionsweg im Unklaren liegt oder außerhalb des eigenen Handelns. Für mich ist die Hepatitis C eng mit meiner Drogensucht verknüpft und damit integraler Bestandteil meiner Lebensgeschichte, möglich, dass die Auseinandersetzung mit der Krankheit dadurch leichter fällt.

In der vergangenen Woche hat sich auch Steven Tyler, Sänger der Rockband Aerosmith und Vater der Schauspielerin Liv Tyler, öffentlich zu seiner Hepatitis-C-Infektion bekannt. Darüber hat schließlich auch die Presse berichtet. Tyler hat vor Kurzem die Therapie beendet, mit Erfolg. Die Behandlung habe ihn beinahe umgebracht, gab er zu Protokoll. Steven Tyler ist 58, im fortgeschrittenen Alter sind die Nebenwirkungen der Behandlung für den Körper bisweilen extrem belastend. Aber die Therapie, so Tyler, habe sich nicht nur auf seinen Körper und seine Psyche ausgewirkt, sie habe auch seine Ehe zerstört. Während der Behandlung hat ihn seine Frau verlassen.

Bernd sagt, er könne das gut verstehen. Paul und Sophie hätten ganz schön unter ihm gelitten in dieser Zeit. Es ist Montag, später Abend. Bernd kommt gerade vom Sport, eine Dreiviertelstunde Joggen, anschließend eine halbe Stunde Krafttraining und danach Sauna. Ich beneide ihn. Vor meiner Behandlung haben wir gemeinsam trainiert, ich erinnere mich genau, wie gut ich mich danach gefühlt habe. Aber an so ein Sportprogramm ist nicht zu denken, viel mehr als hin und wieder zehn Minuten Gymnastik am Abend schaffe ich nicht. Am Sonntag war ich zum ersten Mal seit vier Wochen wieder joggen, nach 15 Minuten war Schluss, mein Herz raste, mein Atem ging unregelmäßig, der Kopf dröhnte.

Heute ist Bernd gegen den Trübsinn angerannt. Seit Tagen ist seine Stimmung düster; möglich, sagt er, dass der Grund in der Vergangenheit liegt. Auf den Tag sechs Jahre ist es her, dass er um das Leben und die Zukunft seines Sohnes bangen musste. Paul war bewusstlos, wie tot, sein Herz hatte einige Schläge lang ausgesetzt.

Es war ein freundlicher Spätsommertag, Paul war fünf Jahre alt und tobte mit seiner Freundin Cecile durch das weitläufige Außengelände der Kindertagesstätte. Paul war das Pferdchen und rannte vorneweg. Cecile hinter ihm, als Zügel ein Springseil in der Hand, das um Pauls Hals gebunden war. Als Paul voller Elan die Leiter zur Rutsche hochkletterte und wieder hinuntersprang, verfing sich das Seil am Geländer. Pauls Füße hingen in der Luft, er hatte sich stranguliert. Als er sich nicht mehr rührte, lief Cecile zur Kindergärtnerin, »Paul schläft am Seil«, sagte das verstörte Mädchen. Paul war blau angelaufen und atmete nicht mehr. Der geistesgegenwärtigen Kindergärtnerin gelang es, ihn wiederzubeleben. Er atmete zwar selbsttätig, blieb aber ohne Bewusstsein. Der Rettungswagen brachte den Jungen ins Universitätskrankenhaus Eppendorf. Dort wurde er in ein »künstliches Koma« versetzt, die Ärzte wollten damit die Vitalfunktionen sicherstellen.

Für Bernd und seine Frau folgten angsterfüllte Stunden im Krankenhaus. Da niemand wusste, wie lange Paul ohne Atmung und damit ohne Sauerstoffversorgung des Gehirns gewesen war, bestand das große Risiko bleibender Hirnschäden. Ein CT blieb ohne Befund, trotzdem konnte der behandelnde Arzt Folgeschäden nicht ausschließen. Als Paul am nächsten Morgen aus dem Koma erwachte, wirkte er zur großen Erleichterung seiner Eltern unverändert. Seine erste Frage galt der abwaschbaren Tätowierung auf seinem rechten Arm. In den folgenden Jahren ließ die Sorge um Pauls Entwicklung nur langsam nach.

Die Erinnerung an dieses gemeinsam durchlittene Familiendrama weckt bei Bernd auch die Erinnerung an das Scheitern seiner Ehe wenige Jahre später. Die Trennung von seiner Frau, der gescheiterte Lebensentwurfs, das Schuldgefühl seinem Sohn gegenüber setzen ihm heute noch oft zu.

Paul ist gesund geblieben, sein Gehirn funktioniert einwandfrei, seit Kurzem besucht er das Gymnasium. Er ist ein toller Junge. Und Bernd ist einer der liebevollsten und fürsorglichsten Väter, die ich kenne. Trotzdem hat Bernd Paul während seiner Behandlung häufig angeschrien, mitunter ohne erkennbaren Anlass. »Ich war oft aggressiv, hatte starke Stimmungsschwankungen und habe häufig sehr irrational reagiert«, sagt Bernd. Seine größte Angst sei damals gewesen, am Ende der Therapie zwar virusfrei, aber auch ohne Beziehung, ohne Job dazustehen und mit einem Sohn, der ihn hasst. Glücklicherweise ist alles gut gegangen. »Das Schlimmste war«, sagt Bernd, »dass ich während der Therapie meinen eigenen Entscheidungen nicht mehr trauen konnte.« Zweimal hat er in dieser Phase die Beziehung zu Sophie beendet, drei Wochen nach der letzten Trennung ist sie zu Bernd in die Wohnung gezogen. »Alles völlig übereilt«, sagt Bernd heute. Das Zusammenleben auf so engem Raum belaste die Beziehung, Sophie sucht deshalb zur Zeit nach einer eigenen Wohnung.

Einige Wochen lang war Bernd von der Idee besessen, sich einen stilisierten Drachen auf seinen linken Oberarm tätowieren zu lassen. Er hatte sich in einem Tattoostudio sogar schon ein Motiv ausgesucht. Bernd ist 38, für eine so plakative Midlifecrisis ist er eigentlich zu jung. Mit viel Mühe ist es Sophie und mir damals gelungen, ihn davon zu überzeugen, dieses Vorhaben bis zum Ende der Therapie aufzuschieben. »Was für eine bescheuerte Idee«, sagt Bernd heute. Ich hoffe, dass meine Freunde zur Stelle sind, falls mir so etwas in den Sinn kommen sollte.

Woche fünf
Kein Sendeschluss in meinem Hirn

Der Donnerstag beginnt mit einem Arzttermin, Blutentnahme, mal wieder. Diese Untersuchung ist wichtig, nach vier Wochen Behandlungsdauer wird zum ersten Mal das Virus selbst überprüft – ein deutlicher Rückgang der Virenlast zu diesem frühen Zeitpunkt würde auf einen Erfolg versprechenden Therapieverlauf hindeuten. Wie immer hoffe ich auf das Idealergebnis, einen Rückgang unter die Nachweisgrenze, auch wenn mein Arzt das für eher unwahrscheinlich hält in Anbetracht der hohen Viruslast von zehn Millionen pro Milliliter Blut zu Beginn meiner Therapie. In einer Woche werde ich mehr wissen, dann liegt das Resultat vor.

Auf dem Rückweg noch kurz zu Tchibo, der Kaffee ist ausgegangen. Eine Frau mittleren Alters vor mir in der Schlange kann sich nicht entscheiden, ob sie die rote oder die blaue Schmuckschatulle aus dem Sonderangebot kaufen möchte. Sie verwickelt die Verkäuferin in minutenlange, sinnfreie Dialoge. In mir gären Mordgedanken. Ich kann mich kaum auf den Beinen halten, ihre schrille Stimme schmerzt in meinen Ohren. Nicht auszuhalten, noch ein paar Sekunden länger, und ich wäre ihr wohl an die Gurgel gegangen. Meine Toleranzgrenze sinkt rapide. Ich kaufe 250 Gramm Perlbohnen, gemahlen, mein Lieblingskaffee. Normalerweise genieße ich den Geruch von frisch gemahlenem Kaffee. Heute nicht. Im Gegenteil, der Duft erscheint mir penetrant und widerlich. Ich muss hier raus, sofort!

Am Freitagabend die fünfte Spritze. Samstagmorgen, Linda und ich sind nach dem Frühstück ins Bett zurückgekrochen, sie liegt in meinen Armen, doch ich muss mich abwenden. Der feine Kaffeegeruch in ihrem Atem ist für mich schlimmer als jede Alkoholfahne oder ein drei Tage nicht geleerter Aschenbecher. Meine Nase dreht langsam durch.

Simone sagt, auch ihr Geruchssinn laufe immer wieder Amok. Manchmal seien da wie aus dem Nichts Gerüche in ihrer Nase, die sie an ihre Kindheit und Jugend erinnern und heftige emotionale Reaktionen auslösen. Klingt ziemlich unheimlich.

Am Montagmorgen ruft Bernd an. Er hat gerade die Ergebnisse seiner Blutuntersuchung bekommen und klingt ziemlich aufgekratzt: »Die Leberwerte sind super und das Virus nicht mehr festzustellen.« Auch wenn erst die nächste Blutuntersuchung, ein halbes Jahr nach Ende der Behandlung, endgültig Auskunft über das Gelingen der Therapie geben wird – dieses Zwischenergebnis macht Hoffnung. »Endgültig ist es zwar noch nicht«, sagt Bernd, »aber mein Arzt geht davon aus, dass das Ganze höchstwahrscheinlich ein Erfolg war.«

Wenige Stunden später ist Georg am Telefon. Er ist völlig aufgelöst. Seine Leberwerte sind stark erhöht, GOT und GPT sind auf das Dreifache des Grenzwertes angestiegen. GOT und GPT sind zwei von drei Leberwerten, deren Anstieg auf Schädigung oder entzündliche Prozesse in der Leber hinweisen, möglicherweise auch auf eine Hepatitisinfektion. Seit dem Ende seiner Behandlung war das Virus in Georgs Blut nicht mehr nachweisbar und die Leberwerte lagen immer im Toleranzbereich. Georg ist ratlos. Er weiß nicht, was die erhöhten Leberwerte für ihn bedeuten. Sein Hausarzt hält sich mit einer Deutung der neuen Ergebnisse zurück, er ist kein Leberspezialist. Und der Gastroenteorologe, der Georg während seine Therapie behandelt hat, ist im Urlaub. Georg hat Angst. Er hat im Internet gelesen, dass bei einem gewissen

Prozentsatz von Hepatitis-C-Patienten die Krankheit auch nach anfänglich erfolgreicher Behandlung wieder ausbricht. Relaps nennen das die Mediziner, in der Regel findet so ein Relaps allerdings innerhalb der ersten sechs Monate nach Ende der Therapie statt, nicht erst nach drei Jahren. Aber ausgeschlossen scheint auch das nicht, ein geringes Risiko besteht. Dazu kommt, dass Georgs Leber schon vernarbt ist und eine weitere Schädigung fatal sein könnte.

Bleibt die Hoffnung, dass die erhöhten Leberwerte gar nichts mit einer Hepatitis zu tun haben und der Körper gerade ein anderes Virus oder eine Entzündung bekämpft. Genaues wird Georg wohl erst in zwei Wochen erfahren, wenn der Facharzt aus dem Urlaub zurück ist.

Dieses Unberechenbare ist mit das Schlimmste an einer Hepatitis-C-Infektion. Auch während der Behandlung besteht die Möglichkeit, dass die Viruslast plötzlich wieder ansteigt. Nächste Woche werden Simones Werte geprüft, ihr graust davor. Wie mag man sich fühlen, wenn man sechs oder gar zwölf Monate Therapie durchgehalten hat und nach den ersten positiven Ergebnissen dann irgendwann die demoralisierende Diagnose Relaps folgt? Wie geht man damit um, woher nimmt man die Motivation, noch einmal eine Behandlung auf sich zu nehmen? Wie würde Bernd sich fühlen, wenn die Blutuntersuchung in sechs Monaten ein Widerauftreten des Virus zeigen würde? Wie würde ich mich fühlen?

Im Laufe des Tages frisst sich die Kälte in meinen Körper. Unsere Heizung ist kaputt, ich friere, so sehr, dass meine Hände taub werden. Ein heißes Bad wärmt mich für einige Stunden, dann kommt die Kälte zurück. Abends sitze ich neben Linda auf der Couch, im Fernsehen laufen »Die Simpsons«. Linda schaut mich von der Seite an. »Du hast die gleiche Gesichtsfarbe wie Homer Simpson«, sagt sie. Mir ist übel und mich fröstelt, trotz der Decke, in die ich mich gewickelt habe. Da ist ein kalter Windhauch, immer wieder, aber ich kann ihn nicht einordnen, die Fenster sind zu und schließen dicht. Das macht mich verrückt. »Zieht es hier?«, frage ich Linda. Sie sieht mich irritiert an, nein, es zieht nicht. Irgendwann kapiere ich, woher der Windhauch kommt – Linda liest nebenher in ihrem Strickbuch, das Umblättern der Seiten lässt mich frösteln. »Du wirkst, als hättest du gekifft«, sagt Linda, nachdem ihr Gelächter verebbt ist. Ich scheine unterhaltsamer zu sein als das Fernsehprogramm.

So lustig ist das nicht immer. Meine Barrieren bröckeln. Nicht nur, dass die Kälte ungehindert in meinen Körper dringt und jeder Luftzug mich zittern lässt, ich fühle mich irgendwie schutzlos, jede Kritik, jeder kleine Streit geht mir bis ins Mark, verfolgt mich über Tage; jedes Problem, jede schlechte Nachricht bringt mich aus dem Gleichgewicht und um den Schlaf.

Anfang der Woche hat mich mein Sachbearbeiter bei der Bank zum Gespräch gebeten, ihm war aufgefallen, dass die Eingänge auf meinem Konto unregelmäßiger werden. Ich bin Freiberufler, wenn ich, wie im Moment, nur eingeschränkt arbeitsfähig bin, wirkt sich das natürlich auf meine Einnahmen aus. Ich habe mich, wie meistens, entschieden, mit offenen Karten zu spielen, und um Verständnis dafür gebeten, dass in den nächsten Monaten, bedingt durch meine Behandlung, mit geringeren Einnahmen zu rechnen ist. Ich habe weiter gebeten, mir einen etwas großzügigeren finanziellen Spielraum auf dem Konto einzuräumen. Leider ging der Schuss nach hinten los: Aufgrund sinkender Einkünfte hat die Bank meinen Dispositionsrahmen reduziert. Mit offenen Karten zu spielen scheint nicht immer der beste Weg zu sein. Jetzt kann ich mir auch noch Sorgen machen, ob es mir in den kommenden Monaten gelingen wird, meine Rechnungen zu zahlen.

Am Vormittag hat mich ein Leser darauf aufmerksam gemacht, dass in einem der zahlreichen Hepatitis-C-Selbsthilfeforen im Netz über meine Kolumne diskutiert wird.

Die Moderatorin diskreditiert meine Tagebucheinträge als bloße Selbstdarstellung und spricht ihnen jeglichen Nutzen für etwaige Leser und von der Infektion oder Behandlung Betroffene ab. Ihre Worte beißen sich in mir fest, verunsichern mich tief. Sie wecken Selbstzweifel, schlafenden Drachen gleich, trotz der zahlreichen Leser meiner Kolumne auf Spiegel online, die mir in E-Mails und im Leserforum auf meiner Webseite Gegenteiliges schreiben. Meine Gedanken drehen sich im Kreis. Nachts liege ich lange wach, in meinem Kopf ein Flimmern und Rauschen, wie früher im Fernsehen, als es noch einen Sendeschluss gab. Ich warte auf den Sendeschluss in meinem Hirn.

Woche sechs

Laborfehler, Vorurteile, Pamela Anderson und eine verwirrende Welt – ich werde Zombie

Der Donnerstag bringt das Traumergebnis: In meinem Blut ist das Virus nicht mehr nachweisbar. In nur vier Wochen von zehn Millionen Viren pro Milliliter Blutserum unter die Nachweisgrenze – mein Immunsystem hat wohl den Turbo eingeschaltet. Damit habe er nicht gerechnet, sagt mein Arzt. Ich schon. Na ja, zumindest habe ich darauf gehofft, ich bin Zweckoptimist. Die Chancen für einen erfolgreichen Verlauf der Therapie sind durch das positive Ergebnis deutlich gestiegen.

Allerdings: Meine roten Blutkörperchen tun es dem Virus gleich und verabschieden sich. Mein Hämoglobinwert rutscht in den Keller. Das Hämoglobin transportiert den Sauerstoff, bei einem gesunden erwachsenen Mann liegt der Wert normalerweise über 13,5 Gramm pro Deziliter Blut, bei mir sind es nur noch 11,0 Gramm pro Deziliter, die kritische Grenze liegt ungefähr bei 10,0 g/dl. Mein Arzt hat mich darauf vorbereitet. Es sei wahrscheinlich, dass ich anämisch, also blutarm, werde, eine Nebenwirkung des Ribavirin. Sollte der Wert bei mir irgendwann deutlich unter dem Normalbereich liegen, muss die Ribavirin-Dosis reduziert werden, was sich ungünstig auf den Behandlungsverlauf auswirken kann. Möglich allerdings, dass sich das Problem von selbst regulieren wird – die Dosierung des Ribavirin richtet sich nach dem Körpergewicht, und zu den Nebenwirkungen der Behandlung gehört auch Gewichtsverlust. Täglich schlucke ich sechs Tabletten à 200 mg, die Höchstdosis. Ich habe in den ersten Wochen schon 2,5 Kilo verloren, noch zwei weniger, und ich kann eine Tablette pro Tag weglassen. Diesen Teil der Nebenwirkungen neidet Linda mir sehr, ich kann essen, was ich will und so viel ich will, und nehme doch ständig weiter ab.

Freitagabend die sechste Spritze. Am Samstag schleppe ich mich durch den Tag, schlurfe durch die Wohnung wie die Zombies in den Filmen von George Romero, auch meine Hautfarbe passt sich langsam dem Teint Untoter an. Meine Lider sind schwer, als hätte sie jemand mit Blei behängt, vor meinen Augen flimmert es, als tanzten transparente Glühwürmchen durch den Raum, in meinem Ohr ein konstantes Sirren, als hätte ich die Nacht bei einem AC/DC Konzert neben den Boxen verbracht. Ich sitze nur da und sehe der Zeit beim Verstreichen zu.

Am Nachmittag muss ich einkaufen gehen, unser Kühlschrank ist leer. Ich bin froh, dass an jeder Straßenecke Schilder und Laternenpfähle stehen, an denen ich mich festhalten kann. Wenn das so weitergeht, muss ich unsere Wohnung demnächst seniorengerecht einrichten – Treppenlift und Haltegriffe neben Klo und Wanne. Fühlt sich so Altwerden an, frage ich mich, der Spielraum, geistig und körperlich, wird immer kleiner und ich kann nichts dagegen tun?

Den Sonntag verbringe ich größtenteils im Bett, sogar Sitzen ist zu anstrengend. Die Liebe, sagte Leslie Nielson in *Die nackte Kanone*, sei wie die Ozonschicht. »Man vermisst sie erst, wenn sie nicht mehr da ist.« Mit der Sauerstoffversorgung verhält es sich ähnlich. Ohne Sauerstoff wird das Leben verdammt anstrengend. Meine Muskeln, mein Gehirn, meine Sinnesorgane – alles ist chronisch unterversorgt. Schwäche, Schwindel, Übelkeit sind die Folge.

Mein Arzt hat schon über eine Bluttransfusion nachgedacht, das sei möglicherweise besser, sagt er, als die Ribavirindosis abzusenken und damit den Erfolg der Behandlung zu gefährden. Eine Leserin aus Hamburg hat mir geschrieben, dass sie sich nach der Bluttransfusion für einige Tage wieder großartig gefühlt habe, voller Energie und Tatendrang. Die Frau ist alleinerziehende Mutter von zwei Kindern und berufstätig, infiziert hat sie sich wohl während ihrer Arbeit – möglicherweise unbemerkt schon vor Jahren, sie ist in einem medizinischen Beruf tätig. Eine versehentliche Stichverletzung an einer kontaminierten Blutentnahmekanüle reicht. Mangelnde Hygiene in Krankenhäusern und Arztpraxen ist eine weit verbreitete Infektionsquelle, vor allem, da eine Infizierung unbemerkt vor Jahrzehnten erfolgt sein kann, zu einer Zeit, als die Hygienemängel noch größer waren als heute. Seit ungefähr drei Monaten läuft ihre Hepatitis-C-Behandlung, unglaublich, dass sie dieser dreifachen Belastung gewachsen ist.

Eine andere Leserin berichtet, dass Freunde und Bekannte in ihrem Umfeld panisch auf ihre Hepatitis-C-Diagnose reagiert haben. Als sie die kleine Tochter einer Freundin auf den Arm nehmen wollte, bekam diese Angst, ihr Kind könne angesteckt werden, und ein Kommilitone war überzeugt, das Virus könne beim Küssen übertragen werden. Verblüffend, wie wenig über die tatsächlichen Übertragungsrisiken einer Hepatitis-C-Infektion bekannt ist und wie viele Vorurteile darüber im Umlauf sind. Natürlich sind Küsse und Berührungen mit Infizierten ungefährlich, sich im Urlaub an irgendeinem Strand piercen oder tätowieren zu lassen dagegen stellt ein Risiko dar, wenn ausreichende Keimfreiheit nicht gewährleistet ist; auch eine Rasur mit unsteriler Klinge oder Messer kann, schon wenn es nur zu einer minimalen blutenden Verletzung kommt, kritisch sein. Bei 38 Prozent der sizilianischen Frisöre, die sich und ihre Kunden mit demselben Messer rasieren, sind 2005 Hepatitis-C- Antikörper im Blut nachgewiesen worden. Und in der DDR wurden Tausende von Menschen bei Impfungen mit nicht sterilem Material infiziert.

Schuld an der Unkenntnis sind nicht zuletzt die Boulevardmedien. So betitelte die *Bild am Sonntag* noch 2004 einen Text, der sich auch mit Hepatitis C befasste, völlig sinnfrei mit »Die Lustseuchen kehren zurück«. Obwohl eine Verbreitung des Virus über den normalen Geschlechtsverkehr sehr unwahrscheinlich ist. Und als Pamela Anderson 2002 öffentlich zugab, mit Hepatitis C infiziert zu sein, zeigten TV-Magazine Bilder ausgemergelter Gestalten, mit dem Hinweis, so oder so ähnlich sähe wohl auch sexy Pam in Bälde aus. Und Frau Anderson selbst hatte nichts Besseres zu tun, als in Interviews zu beklagen, sie hätte nur noch wenige Jahre zu leben, und damit die Infektion in ihrem Sorgerechtsstreit mit Ex-Ehemann Tommy Lee zu instrumentalisieren. Sie hat sich in den Medien als bedauernswertes Opfer inszeniert und dem Kindsvater vorgeworfen, er habe ihr seine Infektion bewusst verschwiegen und sie wissentlich mit einer unsterilen Tätowiernadel infiziert. Vergangenes Jahr habe ich Tommy Lee interviewt und nach seinem Umgang mit der Hepatitis-C-Infektion befragt. Er, der nie ein Problem damit hatte, sich zu seinen Sexeskapaden mit Groupies und seinen Drogenexzessen zu bekennen, bestritt, überhaupt infiziert zu sein. Nicht sehr wahrscheinlich und alles andere als hilfreich in Sachen Aufklärung.

Dienstagmorgen ruft Georg an. Seine erhöhten Leberwerte haben sich schlicht als Laborfehler herausgestellt, alles ist in Ordnung.

Am Nachmittag sitze ich mit Simone an der Alster, die Sonne scheint, es geht ein leichter Wind, ein herrlicher, idyllischer Spätsommertag. Trotzdem erscheint mir die Welt ziemlich chaotisch. Alles ist ständig in Bewegung – das Wasser der Alster, die Lichtreflexe der Herbstsonne, die darauf tanzen, die Zweige der Bäume über mir, ja sogar die Blätter auf dem Boden bilden bewegte, unruhige, asymmetrische Muster. All das bringt mich durcheinander, lässt mich schwindeln. Noch nie habe ich mich so sehr nach klaren Strukturen, nach Ruhe und Ordnung gesehnt. So ähnlich, denke ich, fühlen meine Eltern wohl schon ihr Leben lang, wenn auch aus anderen Gründen.

Woche sieben

Mein Geist geht spazieren, mein Körper will auf die Couch

Donnerstagabend lese ich in einem Gymnasium in Thüringen, ungefähr 400 Kilometer von Hamburg entfernt. Als ich ankomme, ist das Virus schon da.

Ich komme zu spät, wie bei der Deutschen Bahn üblich sind aus den knapp vier Stunden Fahrzeit mehr als fünf geworden. Ich war rechtzeitig losgefahren, hatte geplant, mich nach der Ankunft noch eine Stunde in meinem Hotelzimmer auszuruhen. Nun ist meine Erholungspause zum Teufel, im Gegenteil, ich muss mich beeilen. Es sollte möglich sein, die Bahn in solchen Fällen wegen Vernichtung von Lebenszeit auf Schmerzensgeld zu verklagen.

Kurz vor Beginn der Lesung fällt mir auf, dass ich das falsche Manuskript eingepackt habe. Ich muss improvisieren. Irgendwann musste so etwas geschehen, nicht nur, dass meine Konzentrationsfähigkeit stark eingeschränkt ist, auch mein Kurzzeitgedächtnis lässt mich zwischenzeitlich im Stich, eine Art Festplattenabsturz im Gehirn. Damit habe ich immer wieder zu kämpfen: Bei längeren Gesprächen kann ich irgendwann nicht mehr folgen und mein Geist geht spazieren. Oder ich stehe in der Küche, wahlweise auch im Schlafzimmer, sehe mich suchend um und frage mich, was zum Teufel ich da eigentlich wollte.

Nach der Lesung erzählt mir der Veranstalter, Mitte vierzig, Doktor der Jurisprudenz und Inhaber einer Buchhandlung, dass vor rund 15 Jahren in seinem Blut ebenfalls Hepatitis-C-Antikörper festgestellt wurden. Das Virus scheint allgegenwärtig – einige Tage zuvor hat mir der Musiker Blixa Bargeld, Chef der »Einstürzenden Neubauten«, während eines Interviews berichtet, dass auch einige seiner Freunde mit Hepatitis C infiziert seien. Der Buchhändler hat, was häufig geschieht, zufällig von seiner Infektion erfahren. Bei einer Routineuntersuchung waren dem Arzt erhöhte Leberwerte aufgefallen. Wann und wo er sich infiziert hat, weiß der Buchhändler nicht. Bisher, sagt sein Arzt, mache der Krankheitsverlauf noch keine Behandlung zwingend. Allerdings wirken sich die Belastungen der Therapie im fortgeschrittenen Alter auf den Patienten gravierender aus, und auch die Heilungschancen sinken. Mein Arzt hat einige Patienten jenseits der Sechzig behandelt, aber kaum einer hat die Therapie durchgehalten, trotz geradezu preußischer Disziplin.

Freitagabend wartet zu Hause die siebte Spritze auf mich. Aber zuerst zu Linda auf die Couch. Ich kann mich kaum noch auf den Beinen halten, in der Nacht zuvor habe ich in dem fremden Hotelbett keinen Schlaf gefunden, die Fahrt und die Lesung haben mich völlig ausgelaugt. Nach Hause zu kommen ist mir lange nicht mehr so paradiesisch erschienen.

Am Samstag ruft Simone an, ihre Stimme klingt belegt und tränenverhangen. »Ich bin völlig fertig«, sagt sie, »möchte mich eigentlich nur noch verkriechen und heulen.« Ihr kurzes Zwischenhoch ist vorüber. In den vergangenen Jahren ist das Verhältnis zu ihrer Kollegin, mit der sie gemeinsam einen Modeladen führt, immer schwieriger und angespannter geworden. Auch die Bilanzen haben sich nicht wunschgemäß entwickelt. Ende Mai, einige Wochen, nachdem Simone mit der Hepatitis-C-Therapie begonnen hat, beschloss ihre Kollegin kurzfristig, ihr zum Jahresende die Zusammenarbeit aufzukündigen und den Laden aufzulösen. Für Simone ein großer Schock – ihre Zukunftsplanung war mit einem Mal hinfällig, und das in einer Situation, in der ein Neubeginn ihre Kräfte weit übersteigt.

Simone fühlt sich verraten, seit dieser Zeit schwelt zwischen den beiden Streit und Misstrauen. Zumal beide völlig unterschiedliche Vorstellungen davon haben, wie die verbleibenden gemeinsamen Monate zu einem sauberen Abschluss gebracht werden können. Seither kämpft Simone auch mit Schlafproblemen und depressiven Stimmungen. Ihr Leben ist geprägt von Stress, Enttäuschung, Auseinandersetzung und Zukunftsangst – wie wird es im nächsten Jahr für sie weitergehen? Ihre Behandlung endet erst im März, bis dahin wird sie kaum die Kraft für einen Neuanfang aufbringen können. Es fällt ihr schwer genug, sich den alltäglichen Problemen zu stellen. Die Steine, die ihr das Schicksal in den Weg rollt, sind in der Regel Felsbrocken: Vor zwei Monaten hat sie erfahren, dass ihr Krankenkassenwechsel vor sechs Jahren wohl in der Bürokratie der beteiligten Kassen untergegangen und damit ihr Versicherungsverhältnis seit dieser Zeit ungeklärt ist. Noch eine Front, an der sie kämpfen muss, es geht schließlich nicht zuletzt um die Kostenübernahme der Therapie. Auch wenn ihr Ex-Freund sie unterstützt und sich an den Wochenenden, nach der Interferonspritze, um sie kümmert, steht sie mit ihren Schwierigkeiten meist ziemlich alleine da. Eine Situation, die man besonders während der Hepatitis-C-Behandlung gerne vermeiden würde.

»Ich sehne mich nach etwas Friedvollem, Schönem«, sagt Simone. »Ich würde mir gerne etwas Gutes tun, meine Batterien wieder aufladen.« Aber sie hat keine Idee, wie das gehen könnte. Auf ihre gewohnten Strategien – Kampfsport, Sauna, Tanzen, Konzerte oder ein Glas guten Weins – kann sie im Moment nicht zurückgreifen, Alkohol ist während der Behandlung verboten, und ihre körperliche Belastungsgrenze ist schon allein dadurch überschritten, dass sie jeden Tag arbeiten gehen muss. Woher die Energie nehmen, sich alldem zu stellen, jeden Tag aufs Neue, in einer Zeit, in der es doch eigentlich darum gehen sollte, sich zu schonen, gesund zu werden?

Die Therapie verändert den Alltag, das Denken und Fühlen in vielerlei Hinsicht. Der Handlungsspielraum wird kleiner, und ich muss mit meinen Kräften haushalten. Gleichzeitig wuchern die Ängste, und Bedrohungen gewinnen an Macht. Auch mein Sozialleben findet eigentlich nur noch rudimentär statt und ist auf wenige Stunden in der Woche begrenzt, meist den späten Nachmittag. Abends bin ich zu erschöpft für Treffen und Termine, außer sie finden in meiner Wohnung statt. Zum Glück gibt es Telefon und Internet. Anfang der Woche war ich mit Simone verabredet, wir wollten uns einen Film ansehen. Sogar im Kino zu sitzen kam mir wie eine olympische Anstrengung vor, ich habe abgesagt.

Sonntagabend sitze ich mit Linda in der Küche, sie hat gekocht. Ich weiß nicht, ob ich ohne sie durchhielte. Ohne ihre Nähe und Zärtlichkeit, ohne ihre Fürsorge, ihr Lachen und ihren Witz; ohne das Gefühl, zu ihr zu gehören.

Woche acht
Ich gerate in Panik, und die Welt wirbelt um mich herum

Donnerstagnacht, ich liege in meinem Bett und warte auf den Schlaf. Darin habe ich Übung, in meinen Drogenentzugsphasen habe ich oft monatelang unter starken Schlafstörungen gelitten. Wichtig ist, ruhig zu bleiben. Sich nicht von einer Seite auf die andere zu wälzen, nicht das Licht einzuschalten und an die Decke zu starren. Auch Lesen oder Fernsehen hilft nicht. Liegen, die Augen geschlossen halten und das Gehirn mit angenehmen Bildern füllen oder mit Belanglosigkeiten beschäftigen – so bleiben die Ängste und Sorgen, die sich im Schutz der Dunkelheit in meine Gedanken schleichen und das Einschlafen unmöglich machen, auf Abstand. Die beste Methode ist, an Sex zu denken. Nichts vermag die Schreckensbilder, die sich in den schlaflosen Stunden breitmachen, so wirkungsvoll zu überlagern. Eine wissenschaftliche Studie hat meine Theorie bestätigt – erotische Fantasien, haben Forscher herausgefunden, mildern das Schmerzempfinden. Behauptet zumindest die *Hamburger Morgenpost*. Irgendwann kommt dann der Schlaf. Oder ich falle in einen Dämmerzustand, der zumindest ansatzweise Linderung bringt.

Mehr als ein Dämmern ist heute Nacht nicht drin, der Sandmann streckt mir nur die Zunge heraus und schlägt mir die Tür zum Reich der Träume vor der Nase zu. Ich komme nicht zur Ruhe, mein linker Fuß juckt fürchterlich, Krämpfe in Magen und Darm, mindestens einmal pro Stunde muss ich auf die Toilette. Der Weg dorthin schafft mich, seit einigen Wochen habe ich mir angewöhnt, im Sitzen zu pinkeln. Sehr zu Lindas Freude.

Spät in der Nacht schrecke ich hoch: meine Tabletten! Es durchfährt mich wie ein elektrischer Schlag. Ich habe vergessen, meine Tabletten zu nehmen. Am Abend waren Linda und ich das erste Mal seit Wochen auswärts essen, in einem japanischen Restaurant. Nur eine winzige Abweichung der üblichen Routine, schon geht etwas schief. Im Beipackzettel steht geschrieben, dass man die Tabletten in so einem Fall nachträglich nehmen soll. Auf keinen Fall ganz weglassen, und davon, beim nächsten Mal die doppelte Dosis zu nehmen, wird ebenfalls abgeraten. Es ist sechs Uhr in der Früh, in vier Stunden ist meine nächste Ration fällig. Reicht der Zeitabstand, oder gilt das schon als doppelte Dosis? Ich beschließe, die morgendliche Einnahme ausnahmsweise um einige Stunden zu verschieben. Kurz bevor Lindas Wecker klingelt, schlafe ich endlich ein.

Am Freitag setze ich mir die achte Spritze. Das Interferon wird als Monatsset verschrieben, das heißt, ich habe die zweite Runde geschafft. Es ist ein gutes Gefühl, die leere Packung wegzuwerfen. Meine Wahrnehmung der Zeit hat sich verschoben. Früher bin ich oft erschrocken, wenn wieder ein Monat, ein Jahr vorüber war. Ich hatte häufig das Gefühl, mir zerrinnt die Lebenszeit zwischen den Fingern. Jetzt freue ich mich jeden Freitag darüber, dass wieder eine Woche vergangen ist. Dennoch fühlt es sich nicht an, als sei ich ein Gefangener, der mit jeder Woche Haft der ersehnten Freiheit näher kommt: Auch wenn ich mich auf das Ende der Therapie freue – es geht mir nicht wirklich schlecht, trotz allem. Ich bin glücklich über jede Woche, die ich psychisch und emotional stabil hinter mich bringe, über jeden Text, den ich fertigstelle. Ich freue mich über jeden positiven Untersuchungsbefund. Kleine Erfolgserlebnisse, die heute einen größeren Wert haben als sonst. Zugegeben, ich bin sogar ein wenig stolz auf mich.

Klar, der Schlafentzug schlaucht, aber davon abgesehen habe ich mich mit meinem Zustand gut arrangiert. Konzentrationsprobleme, Schwindel, regelmäßig auftretende Kopf- und Gliederschmerzen, ständiges Frieren, die Anämie – damit kann ich umgehen. Solange ich darauf achte, meine Tagesplanung meinen Belastungsgrenzen anzupassen, und mir meine Zeit und Energie sorgfältig einteile. Und das gelingt mir jetzt, mit all meinen Einschränkungen, erstaunlicherweise sogar oft besser als vor der Behandlung.

Am Abend kommt Simone zum Essen. Linda hat gekocht. Seit wir beide in der Therapie stecken, sehen Simone und ich uns viel häufiger als sonst. Ein entspannter, harmonischer Abend. Simone klagt über ihre Schlafstörungen, sie seien zur Zeit so massiv, dass sie ohne ein Antidepressivum mit starker schlaffördernder Wirkung überhaupt nicht zur Ruhe komme. Erst kürzlich hat sie die Dosis verdoppelt. Ich versuche es mit Baldrian, eine Wirkung hat sich noch nicht eingestellt. Ihre Hämoglobinwerte, sagt Simone, haben sich dagegen wieder stabilisiert. Möglich, dass ihr Körper sich langsam an die Medikamente gewöhnt hat. Oder es liegt am Vitamin C, dass Simone in Krankenhausmengen vertilgt.

Simone sagt, die Therapie zwinge einen dazu, sich stärker als sonst im Alltag üblich auf sich selbst zu besinnen. Sie hat recht. Genau das hat man uns doch in den Drogentherapien beizubringen versucht – wahrzunehmen, wie es uns geht, unsere Grenzen zu erkennen und einzuhalten. Letzten Endes, denke ich, ist diese Behandlung auch eine Lektion in Demut. Mit Glaube oder gar Religion hat das nichts zu tun, nur mit der Erkenntnis »Ich bin endlich«, ich habe nur begrenzte Kapazitäten zur Verfügung. Mit der Frage, was kann und will ich mir zumuten, was tut mir gut, wo liegen meine Prioritäten und worauf kann ich verzichten? Für jemanden wie mich, der grundsätzlich dazu neigt, zu viel zu wollen und sich zu überfordern, eine wichtige Lektion. Sie schafft Klarheit, bestimmt Entscheidungen und strukturiert Tagesabläufe. Mir scheint, auch unser Umgang miteinander ist rücksichtsvoller und harmonischer, als es in der Vergangenheit häufig der Fall war. Möglicherweise schärft die Auseinandersetzung mit den eigenen Befindlichkeiten auch die Wahrnehmung für die Bedürfnisse und Grenzen des anderen. Per aspera ad astra, durch Leid zum Licht, hieß es schon in der Antike.

Allein, der Rest der Welt spielt nicht immer nach meinen Regeln. Samstagabend sind Linda und ich mit Bernd und Sophie zum Kartenspielen verabredet. Bernds Sohn Paul will unbedingt mitspielen. Ich mag Paul sehr, aber heute zerrüttet er meine Nerven. Er ist mit Eifer bei der Sache, plappert in einer Tour, seine Stimme wird oft laut und schrill, vor allem, wenn er verliert. Nebenher isst er Schokolade und verteilt sie auf den Karten. Ich kann gut verstehen, dass Bernd während seiner Behandlung ihm gegenüber häufig die Beherrschung verloren hat. Auch die anderen drei setzen mir ziemlich zu – Sophie sucht nebenher im Internet nach Informationen für das Studium, und immer wieder steht sie auf und geht zum Rauchen auf die Veranda. In der Wohnung ist Rauchen verboten. Oder sie versucht beides gleichzeitig zu tun; die Hand mit der Zigarette in Richtung Tür gestreckt, die andere am Laptop. Bernd hat kein Bier mehr im Haus, er fährt kurz zur Tankstelle. Linda will noch eine Tüte Chips. Hilfe, was ist hier los! Ich will doch nur Karten spielen! Ich fühle mich wie im Auge eines Hurrikans – die anderen wirbeln unkontrollierbar um mich herum, und ich spüre, wie Luftströme auch an mir zu zerren beginnen.

Am Sonntag verlasse ich meine Wohnung nur zum Brötchenholen. My home is my castle, zur Zeit mehr denn je; ein Schutzwall vor dem nicht zu steuernden Chaos da draußen.

Woche neun

Sondermüll im Handgepäck und heimliche Tränen

Es ist Freitagabend. Beinahe vermisse ich meine wöchentliche Interferonspritze. Ich habe die Injektion nach Absprache mit meinem Arzt um einen Tag verschoben, zum ersten Mal seit zwei Monaten fällt mein Freitagabendritual aus. Das Anwärmen der Interferonlösung, das Zusammenstecken von Spritze und Kanüle, das Desinfizieren der Einstichstelle und Injizieren in die Bauchfalte, das anschließende heiße Bad; irgendwie fehlt mir all das. Dafür bleibt die bleierne Schwere in der Nacht und am nächsten Morgen aus, glücklicherweise. Sie vermisse ich nicht.

Am Samstagabend soll ich im Auftrag der *Zeit* Rod Stewart in Düsseldorf zum Interview treffen. Acht Stunden Zugfahrt und ein Gespräch mit dem als mitunter schwierig geltenden Sänger wären an einem Samstag, einem Tag nach der Spritze, mehr, als ich zu leisten in der Lage bin. Andererseits möchte ich den Termin nur ungern absagen. In einem Ausnahmefall, sagt mein Arzt, sei es durchaus zu verantworten, die Injektion einmalig um 24 Stunden zu verschieben. Die Behandlung sei dadurch nicht gefährdet. In der nächsten Woche soll ich zu meinem normalen Rhythmus zurückkehren.

Am Samstagmorgen packe ich meine Interferonspritze und ein Alkoholpad in eine Transporttasche aus blauem Plastik, eine Art Werbegeschenk des Pharmaunternehmens, das meine Medikamente herstellt. Dazu drei Kühlakkus aus dem Gefrierfach, das Interferon muss kühl gehalten werden. Ich werde mir die Spritze am Abend in Düsseldorf setzen, ehe ich zurückfahre, die Zeitdifferenz soll so gering wie möglich bleiben. Auch meine Pillendose stecke ich ein, inklusive der Tablettenrationen für den Samstagabend und den Sonntagmorgen, falls etwas schief geht und ich in Düsseldorf übernachten muss. So eine Reise wird zu einer logistischen Herausforderung. Würde ich fliegen, wäre es noch komplizierter geworden. Für die Spritze im Handgepäck hätte ich ein Attest meines Arztes benötigt.

Trotzdem – ich fühle mich frisch und für meine Verhältnisse voller Energie. Der Plan ist aufgegangen. Die ganze Woche schon ging es mir etwas besser, meine Anämie ist zurückgegangen, die Hämoglobinwerte sind wieder über zwölf Gramm pro Deziliter Blut gestiegen. Damit liegen sie immer noch deutlich unter dem Normalwert von 13,5, aber ebenso deutlich über dem kritischen Grenzwert von zehn Gramm pro Deziliter, dem ich mich in den Wochen zuvor immer weiter angenähert hatte. Die Watte im Kopf, der Schwindel, die Müdigkeit und die Kraftlosigkeit sind ein wenig an den Rand getreten, lassen mir etwas mehr Spielraum.

Möglich, dass es an den Nahrungsergänzungen liegt. Auch wenn es noch keine wirklich gesicherten Erkenntnisse darüber gibt, scheinen bestimmte Vitamine und Mineralien die Nebenwirkungen des Ribavirin und speziell die Anämiesymptome zu lindern. Ich nehme täglich Vitamin C und E, sporadisch B12, dazu Folsäure und Zink. Es scheint zu helfen. Auch funktionale Ernährung und Ninjinyoeito, eine traditionelle japanische Kräutermedizin, sollen den Behandlungsverlauf positiv beeinflussen. Es ist spannend zu beobachten, wie in alle Richtungen geforscht wird, wie das Verständnis von Krankheit und Therapie beständig wächst.

Allerdings, die Behandlung ist auch ein Kostenfaktor – die Rezeptgebühren für Ribavirin und Interferon, die Vitaminpräparate, dazu Ibuprofen oder Paracetamol gegen die Schmerzen, Schlaftabletten, Mittel gegen Durchfall und gegen Magenkrämpfe. Habe ich etwas vergessen? Ach ja, Creme gegen die Augenringe und Salbe für die Lippen, die schnell rau werden und an den Mundwinkeln einreißen. Auch die Haut braucht besondere Pflege, sie ist häufig trocken und gerötet. Na gut, auf der anderen Seite spare ich eine Menge Geld, da ich die Wohnung kaum noch verlasse. Keine Kinokarten, Restaurantrechnungen, Taxifahrten und Konzertickets, eine nicht unerhebliche Entlastung der Haushaltskasse.

Außerdem könnte die finanzielle Belastung noch höher ausfallen: In einigen europäischen Ländern muss der Patient einen Teil der Behandlungskosten von ungefähr 2000 Euro im Monat selbst tragen, in der Schweiz zehn Prozent, in Belgien 15 Prozent. In vielen Ländern der ehemaligen Sowjetunion muss der Patient sogar für die Gesamtsumme aufkommen. Keine Ahnung, wie das gehen soll – zumal für jemanden wie mich, der selbstständig ist und während der Behandlung nur sehr eingeschränkt arbeitsfähig.

Irgendwie, denke ich, ist Kranksein auch ein moralisches Dilemma. Sosehr ich die medizinische Forschung schätze und dankbar für deren Fortschritte, für jedes wirksame Medikament bin, so wenig mag ich die Pharmaindustrie. Letzten Endes scheint es den großen Firmen stets nur um Profitmaximierung zu gehen, die Bedürfnisse von Patienten, zeigen die Skandale der vergangenen Jahrzehnte, spielen bestenfalls eine untergeordnete Rolle. Zumindest, solange sie nicht in Umsatzzahlen gemessen werden können. All die Versuche, neue, teure Medikamente, die sich kaum von preisgünstigeren, erprobten Mitteln unterscheiden und deren Wirkvorteil meist nicht bewiesen ist, in den Markt zu drücken und, wenn nötig, die dazugehörigen Krankheiten gleich mitzuliefern, das Mundtotmachen von Kritikern und die massive Einflussnahme auf die Politik lassen das zumindest vermuten. Ebenso die Praxis, Ärzte mit luxuriösen

Reisen und Werbegeschenken in ihrer Verschreibungspraxis zu beeinflussen, die mitunter willkürliche und nicht nachvollziehbare Preispolitik und das fehlende Interesse, Lösungen für die Gesundheitsprobleme in nicht zahlungskräftigen Ländern zu finden. Umso mehr ärgern mich die Summen, die die Pharmaindustrie an mir verdient. Bei aller Freude speziell über meine Hepatitis-C-Medikamente – gibt es auf diesem Planeten moralisch fragwürdigere Interessengruppen als Pharmakonzerne? Abgesehen vielleicht vom organisierten Verbrechen, den Alkohol-, Tabak-, Rüstungs-, Erdöl-, und Energiekonzernen und dem italienischen Fußballverband?

Am frühen Abend gewinnt Celtic Glasgow mit 2 zu 1, das entscheidende Tor fällt in der 93. Minute. Gut für mich, der religiöse Fußballfan und patriotische Schotte Rod Stewart hat das Spiel seines Lieblingsvereins im Fernsehen verfolgt und ist, als ich ihn kurz danach treffe, bester Laune. Obwohl er später zu »Wetten dass« muss, um als Wettpate für Claudia Schiffer einzuspringen, die abgesagt hat. Ein Kerl will anhand des Brustmuskelzuckens zweier Kollegen erraten, welche Lieder die beiden singen. »Was für ein Blödsinn!«, grummelt Stewart, verständlicherweise. Um seinen Platz auf Thomas Gottschalks Showcouch beneide ich ihn nicht, sosehr ich Sofas in den vergangenen Monaten schätzen gelernt habe.

Im Interview sagt der Sänger, wie dankbar er dafür sei, mit 61 Jahren noch gesund und fit zu sein. Er habe eine Kehlkopfoperation ohne Verlust der Stimme überstanden, noch eine Menge Haare auf dem Kopf, und die Zähne in seinem Mund seien größtenteils noch die eigenen. Nichts davon sei selbstverständlich in seinem Alter. Auch wenn ich zwanzig Jahre jünger bin – ich kann nachvollziehen, wie er sich fühlt. Einen Wehmutstropfen gibt es aber doch: Vor zwei Jahren hat sich der leidenschaftliche Fußballer ein Knieleiden zugezogen, zweimal musste er operiert werden.

Danach war klar, dass er nie wieder Fußball spielen kann. Die Verletzung überschattet sein Leben noch heute, einer der brutalsten Einschnitte seines Lebens, sagt Stewart. Vielleicht liegt es ja an mir, aber das Thema Krankheit und damit verbundene Einschränkungen und Veränderungen im Leben scheinen allgegenwärtig.

Am Samstagabend gegen 19 Uhr sitze ich nach dem Interview im Hotelzimmer eines Sony-Mitarbeiters. Die Plattenfirma bringt Rod Stewarts neues Album heraus. Ich präpariere meine Spritze. Der Sony-Mann sitzt neben mir auf dem Sofa, im Fernsehen verliert der HSV gegen Wolfsburg. Dann gehe ich auf die Toilette, injiziere das Interferon. Ein wenig merkwürdig ist das schon, die Spritze, das Hotelzimmer, die Toilette – die Situation erinnert mich an meine Junkiezeit.

Was tun mit dem kontaminierten Sondermüll, der Kanüle und der leeren Spritze? Ich mag beides nicht einfach so in den Mülleimer werfen, auch wenn die Gefahr, dass sich jemand daran sticht, verschwindend gering ist. Normalerweise entsorge ich beides in einem Behälter, den mir mein Apotheker eigens dafür zur Verfügung gestellt hat und am Ende der Behandlung wieder entgegennehmen wird. Die leere Spritze kommt einfach mit nach Hause.

Ungefähr drei Stunden später, während der Rückfahrt, ist die Bleidecke wieder da. Sie legt sich auf meinen Kopf und meine Glieder. Eine rührselige Episode in meinem Spiderman-Comic treibt mir die Tränen in die Augen. Zum Glück ist das ICE-Abteil leer. Niemand sieht mich. In den letzten Wochen ist mir das häufiger passiert, vor allem an den Tagen nach der Spritze. Sogar bei Tierdokumentationen im Fernsehen kommen mir manchmal die Tränen. Ein wenig peinlich ist mir das schon. Die Bahn bringt mich mit nur 25 Minuten Verspätung zurück nach Hamburg. Ich habe eine Direktverbindung gebucht, hätte ich umsteigen müssen, wäre eine Stunde daraus geworden. Will die Deutsche Bahn meine

Belastbarkeit testen, oder ist der Fahrplan im Allgemeinen nur noch so etwas wie ein Richtwert?

Sonntag ist Couchtag, mal wieder. Mittlerweile schätze ich die untätigen Sonntage auf dem Sofa, ausgerüstet mit Comics, Büchern und DVDs. Wieder ein Tag in die Polster gedrückt. Am Montag zahle ich den Preis für den gewonnenen Samstag: Ich habe drei Arzttermine, mittags bei meinem Psychotherapeuten, nachmittags beim Orthopäden und abends dann Massage bei meinem Physiotherapeuten. Das ist mehr Programm, als ich verkrafte. Ich fühle mich völlig zerschlagen, die vier Stockwerke zu meiner Wohnung zum vierten Mal an diesem Tag zu nehmen, erscheint mir wie die Besteigung des Mount Everest. Mir fehlt ein Erholungstag.

Am Dienstag geht es wieder aufwärts. Abends wage ich mich mit Linda ins Holthusenbad, 15 Minuten langsames Schwimmen, etwas Unterwassergymnastik, danach zwei kurze Saunagänge. Ärzte und Selbsthilfegruppen empfehlen, während der Therapie im Rahmen der Möglichkeiten Sport zu treiben. Vor allem eher schonende Bewegungsabläufe wie Yoga, Gymnastik, Spazierengehen oder Schwimmen trügen dazu bei, die Nebenwirkungen besser zu verkraften. Tatsächlich, es ist ein wunderbares Gefühl, mich zu bewegen, meinen Körper wieder zu belasten. So kann es weitergehen.

Woche zehn

Schalte die Welt stumm!

Am frühen Donnerstagabend sitze ich in der Küche und schneide Gemüse. Linda kocht Gulasch. Ich kann nicht kochen, zumindest nichts, was über Kaffee und Frühstückseier hinausgeht. Aber seit einigen Wochen finde ich zunehmend Vergnügen daran, ihr dabei zu helfen. Statt Kickern, Kino oder Konzerten Kochen mit Linda, ein Verlust an Lebensqualität ist das nicht. Ich spüle die Töpfe und Schüsseln, räume das Besteck in die Spülmaschine, decke den Tisch, zünde eine Kerze an. Der CD-Player spielt das neueste Album der schwedischen Band Eskobar, eine der schönsten CDs des Jahres. Ein wunderbarer Abend. Später wollen wir noch zu einem Auftritt der Band, mein erstes Konzert seit Beginn der Therapie. In den Jahren zuvor habe ich mir in der Regel an ein bis zwei Abenden in der Woche irgendeine Band auf irgendeiner Bühne der Stadt angehört, jetzt schreckt mich die Vorstellung von Clubs und Kneipen, die verraucht und voller Menschen sind, dicht gedrängt, angetrunken und laut. Trotzdem, Eskobar möchte ich nur ungern verpassen.

Gegen 19 Uhr ruft Simone an. Sie hatte geplant, uns zu begleiten. Sie sagt ab. Bis spät in die Nacht in einem überfüllten Zuschauerraum zu stehen erscheint ihr wie eine Tortur, der ihr Kreislauf und ihre Nerven nicht gewachsen sind – egal wie toll die Band sein mag.

Eine Stunde später, nach dem Essen, beschließen Linda und ich ebenfalls, zu Hause zu bleiben. Vor 22.30 Uhr wird die Band nicht die Bühne betreten. Ich fühle mich nach dem Essen so erschöpft, dass ich wahrscheinlich nicht einmal bis zum Beginn des Konzerts durchhalten würde. Stattdessen setzen wir uns mit einem Becher Eis vor den Fernseher und legen eine DVD ein. Das ist viel, viel besser! Warum vor die Tür gehen, wenn es mir drinnen so gut geht? »Alles Unglück dieser Welt«, wusste schon der Philosoph Blaise Pascal, »rührt daher, dass die Menschen nicht in ihren Wohnungen bleiben.«

Was immer da draußen in der Welt nach, sagen wir, 21 Uhr geschieht, es wird wohl auch in den kommenden neun Monaten weitestgehend ohne mich geschehen müssen. Um diese Zeit mag ich nirgendwo anders sein als zu Hause. Ich kann mich kaum erinnern, wann ich zuletzt über Wochen hinweg den größten Teil des Tages und vor allem fast jede Nacht, sofern ich nicht beruflich unterwegs war, in der Wohnung verbracht habe. Es muss während meiner schlimmsten Suchtphase gewesen sein, vor ungefähr sechs Jahren. Aber anders als damals, als ich mich vor der Welt versteckt, gelitten und mit meinem Schicksal gehadert habe, habe ich heute nicht das Gefühl, etwas zu versäumen. Im Gegenteil: Zu Hause fühle ich mich wohl und geborgen, sogar Hausarbeiten bereiten mir Freude. Ich genieße es, wenn die Wohnung um mich herum ordentlich und sauber ist. Soll die Welt halt zu mir kommen, wozu gibt es Telefon, Mail, Internet, CDs, Bücher, DVDs, Radio, Zeitungen und Fernsehen? Zu Hause kann ich die Bilder, Geräusche und Informationen viel besser dosieren und filtern.

Vor allem meine Geräuschempfindlichkeit hat weiter zugenommen, der wichtigste Knopf an meiner Fernbedienung ist der Stummschalter. Die perfekte Waffe gegen den akustischen Sondermüll, mit dem uns das Fernsehen ständig malträtiert. Gibt es irgendeinen vernünftigen Grund dafür, dass die Lautstärke in den Werbepausen drastisch ansteigt? Ein Knopfdruck genügt gegen die Lärmbelästigung. Mittlerweile habe ich das System verfeinert. Wenn in der »Harald-

Schmidt-Show« die schlimme ARD-Showband zu gniedeln beginnt – einfach stumm schalten und die Ruhe genießen, bis Harald wieder die Lippen bewegt. In der »Kulturzeit« ein Beitrag über die Oper: Finger auf den Knopf. In den Nachrichten die fiesen Stimmen von Edmund Stoiber oder Günther Oettinger – sofort das Wort abschneiden, inhaltlich verpasse ich bei den beiden ohnehin nicht viel. Johannes B. Kerners selbstgefälliges Geschwätz bei Fußballübertragungen – weg damit!

Leider funktioniert das aber in der Welt da draußen nicht, wie schon Peter Sellers in dem Klassiker *Willkommen, Mr. Chance* feststellen musste. Eine Erfahrung, die ich selbst erst vergangene Woche gemacht habe: In der Sauna saß ein Clübchen, wie man es dort häufig antrifft – Männer und Frauen, meist um die fünfzig, die ein nerviges Kegelclubgehabe an den Tag legen und aus der Tatsache, dass sie hier regelmäßig die Abende verbringen, ein merkwürdiges Heimrecht ableiten. In der Sauna, vor allem während des Aufgusses, führen sie sich auf, als sei das ihr Stammtisch, sie lamentieren laut über Nichtigkeiten und geben ihre Ansichten zu allem und jedem in Stadionlautstärke zum Besten, ohne Rücksicht auf das Ruhebedürfnis und die Nerven der anderen Saunagäste zu nehmen. Wenn sich dann jemand beschwert und nachdrücklich sein Recht auf Entspannung einfordert, wie ich in der vergangenen Woche, werden sie auch noch pampig. Meine Hepatitis-C-Medikamente, muss ich immer wieder feststellen, wirken sich nicht gerade förderlich auf meinen Langmut mit der menschlichen Rasse aus.

Am Freitag setze ich mir die zehnte Spritze. Am darauffolgenden Montag bleibt die Wohnung kalt, an der Heizungsanlage wird gearbeitet. Als sie am späten Nachmittag wieder anspringt, bin ich so durchgefroren, dass mich sogar ein heißes Bad nicht wirklich auftauen kann. Trotz zwei paar

Treckingsocken und des molligen Trainingsanzugs, den ich vor einigen Wochen gekauft habe, wird mir nicht warm. Das fortgesetzte Frieren setzt meinem Körper zu. Ich fühle mich fiebrig, meine Muskeln schmerzen, ich zittere am ganzen Körper.

In der Nacht verbringe ich Stunden auf der Toilette, erst nach der dritten Imodium-Tablette beruhigt sich mein Darm und der Durchfall lässt nach. Am nächsten Morgen fühle ich mich völlig kraftlos, in meinem Kopf steckt eine Wolldecke, die sich schwer auf meine Gehirnzellen legt und sämtliche Ideen und Gedanken erstickt. Aus all den kleinen Stolpersteinen des Alltags, so scheint es mir, werden während der Behandlung nur schwer überwindbare Findlinge.

Woche elf

Ich verliere meinen Stammplatz im Leben, werde von einer Apothekerin gequält und feiere mit meiner Toilette

Freitag, später Nachmittag: Ein Regenbogen spannt sich über die Welt. Zumindest über den Ausschnitt der Welt, den ich vom Fenster meines Arbeitszimmers überblicken kann – die Häuser auf der anderen Straßenseite, die Baumwipfel des Stadtparks und das Dach des Planetariums. Den ganzen Tag hat es geregnet. Jetzt ist die Abendsonne durch die Wolken gebrochen. Ein imposantes Bild: das vom Regenbogen umschlossene Innere sanft erleuchtet, außen dräuen grottenfinstere Gewitterwolken.

Das Bild passt zu meiner Stimmung. Vor wenigen Stunden habe ich meinen Massagetermin abgesagt. Sosehr ich Massagen schätze, die Wärme und die Entspannung, sosehr schreckt mich der Weg dorthin. An diesem Tag ist der Weg nicht das Ziel, sondern ein unüberwindliches Hindernis: Die Wohnung verlassen, hinaus in die Kälte, den Regen – einfach unmöglich. Ich will, ich kann hier nicht raus.

Allein, auch in der Wohnung ist nicht alles eitel Sonnenschein. Die Glieder- und Kopfschmerzen sind in der vergangenen Woche wieder stärker geworden, spätestens nachmittags legt sich bleierne Schwere über Kopf und Körper. Ich friere ständig, obwohl ich im Kampf gegen die Kälte aufgerüstet habe – drei paar dicke Socken, lange Unterhose, zwei Pullis und die Heizung weit aufgedreht. Ein heißes Vollbad taut mich für einige Stunden auf, Gott segne den Erfinder der Badewanne! In der Nacht kommt die Kälte zurück, trotz meiner dicken Bettdecke, ohne Wärmflasche an den Füßen geht es nicht. Mittlerweile lege ich mir die Wärmflasche auch dann unter die Füße, wenn ich am Schreibtisch sitze. Eine Heizdecke muss her. Mit der Wärme scheint alle Energie aus meinem Körper verschwunden zu sein.

Ich wate durch die Welt wie durch Treibsand. »Live is an Elevator«, heißt es bei T-Rex, im Moment scheint mein persönlicher Fahrstuhl nur eine Richtung zu kennen. Die Fahrt nach oben stockt, spätestens im Hochparterre ist meist Schluss. An manchen Tagen entdecke ich das eine oder andere Tiefgeschoß, dessen Existenz ich vergessen hatte. Schreiben wird zur Knochenarbeit. Mein Gedächtnis ist flüchtig, jeden Gedanken, jede Idee, jede Formulierung muss ich im Moment des Entstehens notieren. Sonst sind sie weg.

Am Abend setze ich mir die elfte Interferonspritze. Im Laufe des Samstags werden die Schmerzen wieder stärker. In meiner Wirbelsäule scheint ein Messer zu stecken. Beim Spiel FC Bayern gegen den VFB Stuttgart wird Sebastian Deisler in der Nachspielzeit eingewechselt – er war seit dem Frühjahr verletzt. Der lange Weg zurück zum Stammplatz: Nach meiner stationären Drogentherapie ging es mir ähnlich. Ein halbes Jahr war ich weg, eine willkommene Auszeit von der Welt. Aber das Leben da draußen lief weiter, und als die Therapie zu Ende war, musste ich mir meinen Platz wieder zurückerobern, in meinem Job vor allem, aber ebenso im Alltag meiner Freunde. Davor hatte ich auch zu Beginn meiner Hepatitis-C-Behandlung Angst – würde ich mir meinen angestammten Platz danach neu erkämpfen müssen? Sind all die verpassten Konzerte und Filme, Interviews und Reportagen oder Verabredungen am Ende ein Rückstand, den ich mühsam wieder aufholen muss?

Zumindest meiner Garderobe schadet die Auszeit eher – außer dicken Socken, Schlaf- und Jogginganzüge habe ich in den vergangenen drei Monaten nichts gekauft, und ich sehe nicht, dass sich das ändern wird. Anfang der Woche habe ich mich in die *Spiegel*-Redaktion und zum Einkaufen in die Innenstadt geschleppt, aber bereits zwei Stunden in der Außenwelt waren zu viel für mich. Die unruhige Atmosphäre in den Geschäften, die umherwuselnden Menschen, die grässliche Beschallung und die klimatisierte Luft martern mich, von Kauflust keine Spur.

Trotzdem, im Moment gelingt es mir noch, den Anschluss nicht ganz zu verlieren. Also weiter schreiben, egal wie anstrengend es ist. Vor allem, da mir jeder gelungene Text ein Gefühl von Befriedigung verschafft. Manchmal spenden mir auch die Texte anderer Freude und Trost: »Ich hab' mein Glück gefunden«, sagt der legendäre Musiker JJ Cale in einem Interview in der Wochenendausgabe der *Süddeutschen Zeitung*, »und mein Glück besteht auch darin, in die Landschaft zu starren.« Danke, JJ! Und Eric Clapton antwortet auf die Frage, ob Alter weise mache: »Wir alle haben einen Eimer voll mit Dummheiten, die wir im Leben begehen dürfen. Wenn der Eimer leer ist, haben wir hoffentlich noch ein paar Jahre zu leben. Ohne diese Dummheiten. Wir haben sie ja aufgebraucht. Den Zustand, in dem wir dann sind, nennt man? Weisheit!« Ich arbeite daran, Eric!

Am Sonntag, erfahre ich aus der *Frankfurter Allgemeinen Sonntagszeitung*, ist Welttoilettentag. Vielleicht sollte ich mit meinem Klo darauf anstoßen, schließlich verbringe ich beinahe so viel Zeit auf der Toilette wie an meinem Schreibtisch. Verstärkter Harndrang und Durchfall gehören zu den Nebenwirkungen der Behandlung. Obwohl ich mir angewöhnt habe, zwei Stunden vor dem Zubettgehen nichts mehr zu trinken, muss ich jede Nacht drei bis vier Mal raus. Besonders förderlich für die Nachtruhe ist das nicht.

Montag, der 20. November, ist der siebte deutsche Lebertag. Die Organisatoren, unter anderen die deutsche Leberhilfe, das Kompetenznetz Hepatitis und die Gastro-Liga, wollen unter dem Motto »Die Leber geht stiften« Lebererkrankungen stärker in den Fokus der Öffentlichkeit rücken und kündigen die Gründung einer deutschen Leberstiftung an. Ihnen ist daran gelegen, dem größten inneren Organ des Menschen eine Lobby zu verschaffen, über Prophylaxe und Früherkennung aufzuklären und mit dem Vorurteil aufzuräumen, Lebererkrankungen seien hauptsächlich durch übermäßigen Alkoholkonsum bedingt. Im Gegenteil, der Großteil wird durch Hepatitisviren, Stoffwechselerkrankungen, genetische Faktoren oder gar Übergewicht verursacht. Für Hepatitis-B- und -C-Infektionen prognostizieren die Organisatoren auf ihrer Webseite gar eine zukünftige Heilungsrate von neunzig bis hundert Prozent. Schön wäre es.

Auch wenn es meiner Leber im Moment recht gut geht, für mich beginnt der deutsche Lebertag mit Hammerschlägen. Draußen, im Innenhof, sind Bauarbeiter zugange, es fühlt sich an, als träfen ihre Schläge direkt meinen Kopf, mein Trommelfell, meine Schädelknochen. Das Dröhnen begleitet mich durch den Tag. Mittags gehen meine Kopfschmerztabletten zur Neige. Meine Stammapotheke, in der ich mein Interferon und Ribavirin bekomme, liegt in der Nähe der Praxis meines Hausarztes, mehrere Kilometer entfernt. Für Schmerztabletten wird eine Apotheke in der Nachbarschaft ausreichen, denke ich. Stimmt. Zumindest theoretisch.

»Ich hätte gern ein Ibuprofen-Produkt von Ratiopharm, den Namen habe ich vergessen. Der Wirkstoff heißt Ibu Lysin.« Diese Variante des Schmerzmittels wirkt schneller und, wie ich meine, besser.

»Da gibt es von Ratiopharm nur dieses hier, das normale Ibuprofen«, sagt die Apothekerin.

Das ist glatt gelogen. Die leere Packung liegt als Beweis in meinem Mülleimer.

»Ich möchte aber Ibu Lysin«

»Das ist in Dolormin enthalten, hier bitte.«

»Ich möchte aber das Medikament von Ratiopharm.«

»Das führen wir nicht. Dolormin ist das Originalpräparat.«

Allerdings ist das sogenannte Originalpräparat beinahe doppelt so teuer. Das vergisst die Apothekerin zu erwähnen. Ich mag diese Frau nicht, sie geht mir auf die Nerven. Dann eben kein Ibu Lysin.

»Außerdem hätte ich gerne Vita Sprint B12.«

Die Apothekerin gibt mir eine Zehnerpackung.

»Gibt es die nicht kleiner?«

»Nein.«

»Ich habe aber kürzlich eine Viererpackung gekauft.«

»Das ist eine Sondergröße.«

»Die hätte ich gern.«

»Führen wir nicht.«

Will die mich verarschen? Sie bietet mir nicht einmal an, die Medikamente, die ich gerne hätte, zu bestellen. Ist das die Apothekenvariante von »hier wird gegessen, was auf den Tisch kommt«? Danke, dann kaufe ich bei Ihnen lieber nichts. Soll noch irgendjemand über das Apothekensterben jammern! Bei dem Service kann der Überlebenskampf so hart nicht sein. Ich hoffe, diese Apotheke erwischt es als Nächste.

Abends dann Programmausfall auf allen Kanälen, eine Kabelstörung, die Flucht ins Fernsehprogramm bleibt mir verwehrt. Ich bin froh, wenn dieser beschissene Tag vorüber ist. Meine DVD-Sammlung rettet den Abend.

Am Dienstag ruft Bernd an. Jochen, unserem gemeinsamen Bekannten aus der Drogentherapie, sagt Bernd, setze die Hepatitis-C-Behandlung im Moment sehr zu. Jochen befindet sich in der 46. Therapiewoche, regulär wäre in zwei Wochen Schluss, aber da bei Jochen der Virusnachweis erst nach der 16. statt nach der zwölften Woche negativ war, muss er vier Wochen dranhängen. Jochen leidet unter juckendem Hautausschlag, seine Beine hat er blutig gekratzt. Vor allem aber ist seine Psyche zerrüttet. Er hat einen Hass gegen Menschen entwickelt, wird schnell aggressiv. Oft verkriecht er sich tagelang zu Hause vor dem Fernseher. Nicht einmal zu seiner Selbsthilfegruppe geht er noch. Er kann es nicht ertragen, sich die Probleme anderer Menschen anzuhören. Meine sporadisch auftretende Aversion gegen die Menschheit im Allgemeinen und Saunabesucher oder Apothekerinnen im Besonderen ist dagegen harmlos. Das Antidepressivum, das sein Arzt ihm verschrieben hat, musste Jochen wieder absetzen, er hat die Nebenwirkungen nicht ertragen. Vor allem, weil das Medikament seinen Schlaf empfindlich gestört hat. Bislang kannte er keine Schlafprobleme.

Jochen ist fünfzig Jahre alt, er arbeitet für eine Entrümpelungsfirma, eine schwere körperliche Tätigkeit. In den vergangen zehn Monaten war er trotz Therapie nur wenige Wochen krank, mit genügend Ibuprofen hält sein Körper durch. Zusammen mit einem Freund, der gleichzeitig mit einer Behandlung begann, absolvierte Jochen am Wochenende nach seiner ersten Spritze eine Radtour von mehreren Hundert Kilometern. Ich stehe kurz vor dem Kollaps, wenn ich zwei Liter Milch in den vierten Stock geschleppt habe, aber meine Psyche ist meist ziemlich stabil. Dafür ist mein Schlaf gestört. Immer wieder überraschend, wie unterschiedlich die Reaktionen auf die Medikamente ausfallen.

Drei Wochen ist es her, dass Bernd und ich uns zuletzt gesehen haben. Vor Beginn der Behandlung haben wir uns mindestens einmal in der Woche getroffen, zum Sport und zum Kickern in einer Kneipe auf dem Kiez. Das Kickern, sagt Bernd, fehle ihm. Für mich ist es im Moment unvorstellbar, den Abend in einer Kneipe zuzubringen. »Dann lass uns uns doch am Wochenende zum Kartenspielen treffen«, schlägt er vor. »Bei dir zu Hause.« Ich freue mich darauf. Manchmal, denke ich, sind die Übergänge zwischen dem dunklen Draußen und hellen Drinnen fließend. Dann kommt das Helle von draußen zu mir herein.

Woche zwölf

Ein infizierter Freund, eine verzweifelte Freundin, Desperate Housewifes und beschwipste Frauen mittleren Alters

Erik war der Erste von uns, den das Virus erwischte. Damals, vor mehr als zwanzig Jahren, als wir in einer Kleinstadt am Niederrhein lebten, Drogen nahmen und uns für unsterblich hielten. Seine Leberwerte und die Viruslast seien stark angestiegen, sagt Erik mir jetzt am Telefon. Von 600 000 Viren pro Milliliter Blut auf sechs Millionen. Es ist Donnerstagabend, ein Jahr ist es her, dass ich Erik zuletzt gesehen habe. Er lebt seit Ende der achtziger Jahre in Berlin, lange schon drogenfrei. In den vergangenen Monaten, sagt Erik, habe er sich häufig müde und matt gefühlt. Im Januar plane er, mit einer Hepatitis-C-Therapie zu beginnen.

Für einige Jahre war Erik mir näher als ein Bruder. Es waren Jahre, die unser weiteres Leben prägen sollten. Mein erster LSD-Trip, mein erster Heroindruck, meine Verhaftung in Amsterdam – Erik war immer dabei. Wir teilten Drogen, Mädchen, Geld, Platten und alles, was damals sonst noch zählte. Erik ist ein paar Jahre jünger als ich. Als wir uns kennenlernten war er ein wilder, oft wütender Junge, der sich kopfüber ins Leben stürzte, scheinbar ohne Angst vor Blessuren. Einer, dem sein Heimatdorf und das Haus seiner Eltern schnell zu klein geworden sind. Ein haltloser Junge, irgendwie auch auf der Flucht, wie wir alle. Auf der Flucht vor den Herausforderungen und vermeintlichen Beschränkungen des Erwachsenwerdens, vor den Erwartungen der Eltern. Auf der Flucht auch vor seinem geistig behinderten Vater, der einem Geist gleich tablettenvernebelt und Kette rauchend durch die Räume strich, oft ohne Anteil an der

Welt und den Menschen um sich herum zu nehmen. Vor seiner heillos überforderten Mutter, die sich aufrieb bei dem Versuch, zwei Teenager und den unmündigen Ehemann zu versorgen, und von niemandem die Anerkennung und Unterstützung bekam, die sie sich ersehnte.

Erik war gerade volljährig, als bei ihm eine Hepatitis diagnostiziert wurde, die sein Arzt nicht genauer klassifizieren konnten. »Non A Non B« hieß das damals, in den achtziger Jahren waren nur Hepatitis A und B bekannt. In den Neunzigern schließlich wurde eine Hepatitis C Typ 2 bei ihm diagnostiziert. Da seine Leberwerte über Jahre hinweg unauffällig blieben und die Virenzahl niedrig, hat er bisher von einer Behandlung abgesehen.

Erik ist heute Ende Dreißig und Sozialarbeiter, er betreut Behinderte. In seinen ersten Jahren in Berlin hat er sich der linksautonomen Szene angeschlossen. Noch heute lebt er in einem ehemals besetzten Haus. Mittlerweile haben zwar alle Bewohner einen Mietvertrag, aber das Zusammenleben ist immer noch ähnlich organisiert wie zur Besetzerzeit. Erik hat vier Kinder und den ersten Meistergrad in Hapkido, einer koreanischen Kampfkunst-Disziplin. An mehreren Abenden in der Woche trainiert er oder gibt Unterricht. Wahrscheinlich wird die Behandlung sein Leben ziemlich durcheinanderbringen.

Die Vorstellung, nicht mehr trainieren zu können, mache ihm Angst, sagt Erik. Als ich mein Kampfkunsttraining vor Jahren aufgegeben habe – zuerst hatte mein Drogenkonsum, dann eine langwierige Schulterverletzung das Training unmöglich gemacht –, habe ich es ebenfalls sehr vermisst. Und auch heute fehlt mir der Sport, das Laufen, das Krafttraining. Dennoch, ich rate Erik zur Therapie. Trotz der ständigen Schmerzen, der Mattigkeit, der Schlafstörungen und des Frierens habe ich noch keine Minute bereut, mich dazu entschlossen zu haben. Zumal Eriks Behandlung voraussichtlich nur sechs Monate dauern wird und seine Heilungschancen höher liegen als meine. Der Genotyp 2 lässt sich einfach besser behandeln als Typ 1, mit dem ich zu kämpfen habe.

Am Freitagabend habe ich mir die zwölfte Spritze gesetzt. Ein Viertel der Therapie ist geschafft. Am Samstagmittag bringt der Postbote ein Paket mit Comics, Rezensionsexemplare des Verlages Panini. Neben Batman- und X-Men-Heften, die ich seit meiner Kindheit liebe, sind auch Alben des Verlages Vertigo dabei. Sie gehören zum Besten, was auf dem amerikanischen Comicmarkt seit den Neunzigern veröffentlicht wird. Mein Wochenende ist gerettet!

Am Dienstagabend um 18 Uhr hole ich Simone von der Arbeit ab. Ihr Laden ist nur wenige Straßen von meiner Wohnung entfernt. Wir gehen in ein nahe gelegenes Restaurant, ins Café Hirsch, mein Lieblingsrestaurant. Zumindest vor Behandlungsbeginn. Ich war seit vielen Wochen nicht mehr da. Nach wenigen Minuten weiß ich, warum. An dem Tisch hinter mir sitzen fünf Frauen mittleren Alters, sie sind aufgebrezelt, aufgedreht und angetrunken, sie selbst würden es wohl beschwipst nennen. Sie reden laut und lachen schrill. Hinter meinem Rücken ballen sich ihre Stimmen bedrohlich zusammen wie eine Gewitterwolke. Eine sticht heraus, gleißend wie ein Blitz, grell und dazu laut wie ein Nebelhorn. Sie fährt mir in die Glieder, fräst sich in meinen Kopf. Ein akustischer Angriff, dem ich nicht gewachsen bin. Ich muss hier weg!

Wir wechseln den Platz. Am anderen Ende des Raumes ist das Stimmengewirr auszuhalten, gerade so. Zum Glück bietet das Restaurant so früh am Abend noch genügend freie Tische. Merke – Restaurantbesuche nur für den frühen Abend planen! Zumal die meisten Gäste dann noch nicht so stark alkoholisiert sind. Dass um mich herum Alkohol getrunken wird, ist schwierig für mich. Zu Beginn der Behandlung habe ich es noch hin und wieder bedauert, kein Bier trinken zu dürfen, an warmen Spätsommerabenden auf der Terrasse des Italieners um die Ecke oder wenn im Fernsehen ein Champions-League-Spiel lief. Mittlerweile vermisse ich es nicht mehr, und angetrunkene Leute gehen mir fürchterlich auf die Nerven. Das Laute, Enthemmte, der beginnende Kontrollverlust setzen mir zu. Kommt mir all das zu nahe, empfinde ich es als Bedrohung. Trinkt Linda zum Essen mehr als zwei Gläser Wein, beginnt sie mir fremd zu werden, ich mag sie dann kaum noch um mich haben, obwohl ich sie liebe. Mir graut jetzt schon vor Silvester!

Simone trinkt Apfelschorle. »Mir reicht's«, sagt sie. »Ich hab' die Schnauze voll von den ständigen Schmerzen, dem Juckreiz, den Schlafstörungen.« Simone hat jetzt neun Monate ihrer Therapie hinter sich, drei Monate liegen noch vor ihr. Sie fühlt sich wie gerädert, mag kaum noch in den Spiegel sehen. Ihr Gesicht ist ausgezehrt, dunkle Ränder unter den Augen, die Haare fallen aus. Trotzdem steht sie Tag für Tag bis 18 Uhr in ihrem Laden, eine ungeheure Belastung. »Ich möchte mich endlich wieder normal fühlen«, sagt sie. Auch ihr soziales Leben gehe völlig vor die Hunde. Das Kampfsporttraining hat sie schon vor Monaten aufgeben müssen, für Verabredungen fehlt ihr meist die Kraft, und wenn sie sich mit jemandem trifft, weiß sie nichts zu erzählen. Ihr einziges Thema sind die Nebenwirkungen der Behandlung, ihre Schmerzen und Ängste. Für die meisten Menschen nicht besonders unterhaltsam, zumindest nicht auf Dauer. Mit den depressiven Stimmungen ist auch die Angst vor einer Psychose wieder gewachsen. Außerdem sorgt sie sich um ihre Mutter, der sie nach dem Tod des Vaters gerne mehr zur Seite stünde. Aber im Moment gelingt es Simone nicht, ihr eine Hilfe zu sein. Sie kann ihre Tränen kaum zurückhalten.

»Ich vermisse die Leichtigkeit«, sagt sie. »Ich möchte mich endlich wieder unbeschwert fühlen, ausgelassen und albern sein.« Stattdessen endet beinahe jeder Gedanke in Trübsinn. »Statistisch gesehen«, sagt sie, »wird bei mindestens einem von uns, bei Bernd, Erik, Jochen, dir oder mir, die Behandlung nicht anschlagen. Bei meinem Glück werde ich das sein.« Mitunter ist Simone wirklich ein Sonnenschein. Sicher, sie hat nicht ganz unrecht – bei einer Heilungsquote zwischen 50 und 80 Prozent stimmt ihre Rechnung. Trotzdem, mit solchen Gedanken werde ich mich nicht belasten. Zumal mein Arzt der Ansicht ist, ein nicht unbedeutender Teil der Relapsfälle sei auf zu niedrige Dosierung oder Unregelmäßigkeiten bei der Medikamenteneinnahme zurückzuführen.

Im März, nach dem Ende ihrer Behandlung, möchte Simone eine Kur antreten. Eine Klinik hat sie sich schon ausgesucht. Sie kann es kaum noch erwarten. Gegen 20 Uhr trennen wir uns, wir sind beide völlig erledigt. »Andere gehen jetzt ins Kino, in eine Kneipe oder Billard spielen«, sagt Simone. »Und wir sehnen uns nur nach dem Sofa. Irgendwie bitter.«

Nein, das ist okay so, denke ich. Ich habe einen erfüllten Tag hinter mir – nachmittags einen Text geschrieben, den Abend mit Simone verbracht. Gleich noch eine Folge »Desperate Housewifes« mit Linda auf dem Sofa, das ist mehr als genug. Ich hoffe, dass es mir in sechs Monaten nach wie vor so geht.

Woche dreizehn

Ich verliere den Überblick und werde Diktator

Am Donnerstag finde ich meinen Wagen nicht mehr. Ich stehe auf der Straße und starre auf die Parkbucht, in der ich meinen Jetta am Sonntag abgestellt habe. Ich bin mir völlig sicher. Aber er ist nicht da. Und auch nirgendwo sonst in dieser Straße. Ich bin völlig verstört. Zwanzig Minuten lang laufe ich die Straße hinauf und wieder hinunter, vielleicht habe ich ihn ja übersehen, irgendwo muss er doch sein. Dass er abgeschleppt wurde, ist unwahrscheinlich, es handelt sich um einen ordnungsgemäßen Parkplatz. Und einen 15 Jahre alten Jetta stielt auch niemand, nicht mal Crashkids. Dann fällt mir ein, dass ich am Montag noch mal mit dem Wagen unterwegs war. Und ihn in einer völlig anderen Straße geparkt habe.

Es ist nicht das erste Mal, dass mir mein Gedächtnis einen Streich spielt. Ich bin oft unkonzentriert, vergesslich und fahrig, ständig fällt mir etwas hin. In den vergangenen Wochen sind mir allein drei Gläser kaputtgegangen.

Am Abend sehen Linda und ich im Fernsehen eine Dokumentation über eine Domina. Linda ist fasziniert. Vor allem ein Putzsklave, der dafür bezahlt, dass er Räume wischen darf und dabei beschimpft wird, begeistert sie. Ich dagegen frage mich, wie hoch wohl die Quote von Hepatitisinfektionen in der S/M-Szene, der gewerblichen und privaten, sein mag. Werden all die Peitschen und Rohrstöcke, die blutige Striemen auf der Haut hinterlassen, immer und überall vorschriftsmäßig desinfiziert? Ich kann es mir kaum vorstellen. Vielleicht werde ich aber auch langsam paranoid.

Meine Gedanken scheinen sich nur noch um das Virus zu drehen.

In der Nacht finde ich keine Ruhe. Meine Schlafstörungen sind stärker geworden. Baldrian, mit dem ich seit Wochen dagegen ankämpfe, hilft schon lange nicht mehr. Es dauert Stunden, bis ich in einen leichten Schlaf falle. Immer wieder werde ich wach. Mein Körper ist unruhig. Linda ist erkältet, jedes Husten, jedes Naseputzen weckt mich auf. Ich liege wach und gehe das Programm der kommenden Woche durch, beginne im Kopf, Texte zu formulieren, die ich am nächsten Tag schreiben muss. Ich kann kaum aufhören damit, Abschalten ist beinahe unmöglich. Als am Morgen Lindas Wecker klingelt, ist mir, als sei ich gerade erst eingeschlafen. Der Schlafmangel zermürbt mich langsam.

Am Freitagabend setze ich mir die 13. Spritze. Danach lege ich mich in die heiße Wanne, wie immer. Mit einem Mal verschiebt sich meine Wahrnehmung. Das gedämpfte Licht, das Rauschen des Wassers werden mir plötzlich unheimlich, zu einer Bedrohung. Schnell das Wasser abdrehen, ruhig bleiben, tief durchatmen! Möglich, dass ich an diesem Abend versehentlich die doppelte Ration meiner Ribavirin-Tabletten genommen habe. Ich war mir nach dem Abendessen nicht sicher, ob ich meine Dosis schon vor dem Essen geschluckt hatte. Die Vorstellung macht mir Angst. Nicht darüber nachdenken, alles ist in Ordnung! Nach wenigen Minuten ist der Spuk vorüber, Gott sei Dank.

Seit einigen Tagen bin ich launisch und leicht reizbar. Vor allem Linda hat darunter zu leiden. Alles, was nicht in mein Konzept passt, was meinen gewohnten oder geplanten Ablauf stört, geht mir höllisch auf die Nerven. Ich komme nur schwer damit zurecht, dass sie einen eigenen Willen, eigene Handlungsmuster und Strukturen hat. Linda liebt es zum Beispiel, vor dem Fernseher zu essen. Ich hasse es, wenn sie das tut, starre ihr dabei die ganze Zeit auf die Finger und lauere darauf, dass ein Tropfen Soße auf die Polster spritzt. Ich reagiere genervt, wenn sie das Geschirr anders in die Spülmaschine räumt, als ich es tun würde. Jedes Glas Wein, das sie trinkt, macht mich sauer, jedes Taschentuch, jedes Kleidungsstück, das in der Wohnung herumliegt, ebenso. Ich räume ständig hinter ihr her. Meine Mutter wäre stolz auf mich! Auch wenn ich versuche, mich zu beherrschen, Linda bemerkt natürlich, wie angespannt und schlecht gelaunt ich bin.

Am Samstagnachmittag eskaliert die Stimmung zu einem Streit. Linda wirft mir vor, ich würde mich wie ein Diktator aufführen, sie kontrollieren und bevormunden. Mittlerweile fühle sie sich in der eigenen Wohnung oft wie ein Eindringling, bestenfalls geduldet. Ich bin beleidigt, fühle mich unverstanden und werde pampig. Am Abend haben wir uns wieder beruhigt, wir haben beide überreagiert, das wissen wir. Trotzdem – der Gedanke, dass unsere Beziehung wegen meiner Launenhaftigkeit auf dem Spiel steht, erschreckt mich. Ich begreife, warum Paare sich häufig während einer Hepatitis-C-Therapie trennen. Ich erinnere mich an eine Mail vor ein paar Wochen, nach meinem Rod-Stewart-Interview, die mir die für den Musiker zuständige Promoterin geschrieben hat. Einer ihrer Freunde musste sich ebenfalls der Behandlung unterziehen – mit dem Ergebnis, dass er jetzt alleine lebt. Ich bin gewarnt.

Dienstagmorgen liegen die Resultate meines Bluttests vor. Die Untersuchung nach der zwölften Woche gilt als besonders wichtig. An ihr lässt sich ablesen, ob die Behandlung anschlägt. In meinem Fall allerdings gab es bereits nach der vierten Woche die gute Nachricht, dass die Viruslast unter die Nachweisgrenze gefallen war, insofern kein Grund zur Sorge. Alles wunderbar, wie erwartet – Leberwerte normal, nach wie vor kein Virus feststellbar und ein stabiler Hämoglobinwert. »Todlangweiliges Blutbild«, sagt mein Arzt. »Großartig!« Die Behandlung läuft bestens, meine Chancen auf Heilung stehen gut. Aber: Sicher ist gar nichts, wenn es um das Hepatitis-C-Virus geht – ein Leser hat mir geschrieben, bei ihm sei schon nach der vierten Woche keine Virentätigkeit mehr nachweisbar gewesen und die Leberwerte hätten sich normalisiert, genau wie bei mir. Vier Wochen nach dem Ende der Behandlung dann der Rückfall. Das Virus war zurück. Ein Albtraum!

Gegen meine Schlafstörungen, die Stimmungsschwankungen und Reizbarkeit verschreibt mir mein Arzt Doxepin, ein leichtes Antidepressivum. In der Regel wird Doxepin oder Citalopram gegen die psychischen Nebenwirkungen der Hepatitis-C-Behandlung empfohlen, in meinem Fall bietet sich Ersteres an. Bei diesem Mittel ist die schlafanstoßende Wirkung stärker. Das Interferon und das Ribavirin verursachen unter anderem ein Ungleichgewicht im Serotoninhaushalt. Ungefähr die Hälfte aller Patienten leiden deshalb unter Schlafstörungen, und genauso viele unter leichten Depressionen. Mit Reizbarkeit haben sogar 60 bis 85 Prozent der Patienten zu kämpfen. Vereinzelt treten psychosenahe Symptome auf, bei ungefähr fünf bis zehn Prozent sogar suizidale Syndrome. Häufig sind diese psychischen Nebenwirkungen im zweiten oder dritten Monat der Behandlung besonders stark, vor allem ehemalige Drogensüchtige sind Studien zufolge anfällig dafür.

Bisher habe ich nicht die besten Erfahrungen mit Antidepressiva gemacht. Dieses diffuse, laue Wohlbefinden, das ich nicht einordnen konnte, das Fehlen von Ausschlägen in der Gefühlsskala nach oben und nach unten – damit konnte ich nicht umgehen. Zudem fiel es mir schwer zu schreiben, die Qualität meiner Texte litt.

Simone bekommt das gleiche Medikament, schon seit Monaten. Zu Beginn half es ihr einzuschlafen, und sie fühlte sich ausgeglichener. Sogar körperlich ging es ihr über

Wochen deutlich besser. Irgendwann hat sie dann, gegen den Rat ihres Arztes, die Dosis verringert und das Antidepressivum schließlich ganz abgesetzt. Ein Fehler: Kurz darauf kamen die alten Symptome zurück. Jetzt nimmt sie das Medikament wieder. Ich bin gespannt, wie ich damit zurechtkommen werde.

Woche vierzehn
Ich fahre aus meiner Haut, und ein Freund wird von Depressionen verschlungen

In den vergangenen drei Monaten gab es gute Tage und schlechte Tage, viele lagen irgendwo dazwischen. In dieser Woche gibt es nur das Dazwischen. Die Welt ist hellgrau. Ich fühle mich, als sei ich inwendig mit Frischhaltefolie ausgekleidet. Vielleicht ist es auch Sprühpflaster, das meiner Wahrnehmung, meinen Gefühlen und Gedanken die Poren verstopft.

Zumindest gegen die Schlafstörungen wirkt das Doxepin, von Beginn an. Die Tabletten helfen mir, nachts abzuschalten. Die Probleme des vergangenen Tages und die Anforderungen des kommenden spuken nicht mehr Stunde um Stunde durch meinen Kopf und halten mich wach. Erfreulich, da mein Wohlbefinden sehr stark von genügend langer Nachtruhe abhängig ist.

Das Problem ist nur, dass ich mich mit dem Medikament ausgeschlafen nicht viel besser fühle als zuvor nach durchwachter Nacht. Morgens ist mein Mund trocken und verklebt, als hätte ich Löschpapier gekaut. Mein Körper fühlt sich schwer und formlos an, ich komme kaum aus dem Bett, obwohl ich neun Stunden geschlafen habe. Alles ist seltsam indifferent, mein Antrieb geht gegen Null. Zur Arbeit muss ich mich zwingen. Schreiben fühlt sich an, als würde ich versuchen, mit Fäustlingen an den Händen Mikado zu spielen oder mit einem stumpfen Messer ein Stück Fleisch zu filetieren. Ich mag mich nicht, zumindest nicht so.

Am Freitag habe ich einen Termin in München, mit einer Produzentin der Bavaria und einem Drehbuchautor. Ein sehr anstrengender Tag, erst der Flug nach München, dann die einstündige Fahrt zum Firmensitz der Bavaria, das Gespräch dauert mehr als drei Stunden, anschließend noch die Rückreise. Das Treffen läuft gut, normalerweise würde ich mich am Ende eines solchen gleichermaßen strapaziösen wie erfolgreichen Tages völlig kaputt, aber auch euphorisch fühlen. Als ich nach Hause komme, bin ich ziemlich erschöpft und halbwegs zufrieden. Ich hasse diesen Zustand!

Der Titel eines Buches von Peter Handke fällt mir ein, *Wunschloses Unglück*, geschrieben vor mehr als drei Jahrzehnten, damals, als er noch als Schriftsteller auf sich aufmerksam machte. Darin erzählt Handke vom Leben seiner Mutter. Ein treffender Titel für eine ganze Generation von Müttern, denke ich. Und eine ebenso treffende Beschreibung für meinen momentanen Zustand: Ich fühle mich nicht wirklich schlecht, da ist kein konkret benennbarer Schmerz. Nur eine Art Mangel.

Ich könnte sagen, ich fühle mich nicht wohl in meiner Haut. Aber das trifft es nicht ganz, es geht noch weiter – ich fühle mich, als sei ich gar nicht in meiner Haut. Wie heißt es bei Pink Floyd? »There's someone in my head, but it's not me.« Jörg, Version 2.0, leider eine dumpfe, schale Version des Originals. Sogar die Müdigkeit, die Erschöpfung, die Gliederschmerzen, mein Ärger und meine Wut fühlen sich an, als würden sie nicht wirklich zu mir gehören. Zugegeben, das hat natürlich auch den Effekt, dass ich sie weniger stark empfinde. Sie verlieren an Macht. Besser fühle ich mich dadurch allerdings nicht. Im Gegenteil, manchmal scheint mir die Kur schlimmer als die Krankheit. Vom ersten Tag an denke ich darüber nach, das Antidepressivum wieder abzusetzen.

Mein Arzt empfiehlt mir, diese Entscheidung noch ein wenig zu vertagen. In der Regel ließen die Nebenwirkungen des Mittels nach einigen Tagen bis Wochen nach, und die stimmungsaufhellende Wirkung trete ohnehin erst nach ungefähr vier bis sechs Wochen ein. Dass die Nebenwirkungen vor der Wirkung kommen, trägt nicht unbedingt dazu bei, meine Stimmung zu heben.

Mein Zustand erinnert mich an die Zeit, in der ich mit dem Heroinersatzstoff Polamidon substituiert wurde, kurz vor Beginn meiner stationären Drogentherapie. Damals habe ich mich ähnlich gefühlt, in bedürfnisloser Mattigkeit ertrunken, ohne Antrieb, ohne Energie. Die Enden meiner Gefühlsskala sorgfältig abgeschnitten, oben genauso wie unten. Schon damals habe ich diesen Zustand gehasst. Irgendwann habe ich damals auch das Schreiben aufgegeben, mir war, als seien mit den Ausschlägen auf meiner Gefühlskala auch meine Ideen, meine Begeisterungsfähigkeit und meine Kreativität gekappt worden.

Am Dienstag ruft Georg an. Er rät mir ebenfalls, dem Medikament eine Chance zu geben. Ihm hat ein ähnliches Mittel während seiner Hepatitis-C-Therapie sehr geholfen, die anfängliche Mattigkeit war nach einigen Tagen verflogen. Im dritten Monat seiner Behandlung hatte ihn die Depression erwischt, ein Moment, sagt er, den er nie vergessen werde: An einem Samstagmittag steht Georg in einem Musikgeschäft an der Kasse, er hat neue Saiten für seine Gitarre gekauft und diskutiert mit dem Inhaber die Vorteile verschiedener Modelle des Gitarrenbauers Taylor. Mit einem Mal kann er nicht weiterreden, er verstummt, mitten im Satz. Es trifft ihn wie ein Blitzschlag, innerhalb eines Augenblicks versinkt die Welt in Finsternis, er muss raus, nur raus aus dem Laden. Alles ist bedrohlich, die Menschen, der Raum, sein Körper fühlt sich fremd an, bietet keinen Schutz. Nachtschwarze Verzweiflung, die Wände rasen auf ihn zu, drohen ihn zu erschlagen. Er stürzt aus dem Geschäft, am ganzen Körper zitternd, fährt nach Hause. Seine Frau bringt ihn in die Notaufnahme des Krankenhauses. Es ist Samstagmittag und sein Arzt nicht zu erreichen. Georg hat großes

Glück, die diensthabende Ärztin hat Erfahrung mit Hepatitis-C-Patienten, in einem Provinzkrankenhaus alles andere als selbstverständlich. Sie weiß, welches Medikament ihm helfen wird. Es gelingt ihr, ihn zu beruhigen. Auf eine so heftige Nebenwirkung war Georg nicht vorbereitet. Zu hören, dass Interferon und Ribavirin auch bei anderen Patienten starke Depressionen auslösen, macht ihm seine Situation erträglicher.

»Das hat mich damals sehr an die Depression erinnert, die mich nach durchgekoksten Tagen und Nächten überfallen hat«, sagt Georg. »Aber schon nach dem Gespräch mit der Ärztin ging es mir besser, und als die Wirkung der verordneten Tabletten einsetzte, war alles wieder in Ordnung.« Anfangs habe ihn das Antidepressivum noch sehr müde gemacht, aber diese Nebenwirkung sei schnell verflogen. Möglich, dass es einem so übel gehen muss wie Georg, um Antidepressiva wirklich als Entlastung zu erleben. Donnerstag werde ich mit meinem Arzt reden, vielleicht sollte ich das Medikament wechseln und es mit einem reinen Schlafmittel versuchen.

Woche fünfzehn

Sex als Turnübung und Bodylotion als Shampoo

Nächste Woche, an Weihnachten, sagt mein Arzt, solle ich Bilanz ziehen. Zwei Wochen mit Doxepin habe ich schon hinter mir, mit einer Entscheidung für oder gegen das Medikament solle ich mir noch bis dahin Zeit lassen. Ich nehme jeden Abend 37,5 Milligramm Doxepin. Eine geringe Dosis, ich liege damit unter der empfohlenen Dosierung von 50 Milligramm. Mittlerweile haben die Nebenwirkungen etwas nachgelassen. Ich fühle mich weniger fremd und apathisch. Genau genommen sind es die Nebenwirkungen der Nebenwirkungen, da die Symptome, die ich mit dem Antidepressivum bekämpfe, von den Medikamenten ausgelöst werden, mit denen ich die Hepatitis C bekämpfe. Irgendwie absurd, das Ganze.

Wahrscheinlich, sagt mein Arzt, wird sich mein Körper bis Weihnachten an das Medikament gewöhnt haben, und die Nebenwirkungen werden noch weiter zurückgehen. Dann solle ich einen Entschluss fassen, ob ich mich mit oder ohne Antidepressivum besser fühle. Alternativ gäbe es die Möglichkeit, auf Citalopram auszuweichen, ein Präparat, dessen Wirkungs- und Nebenwirkungsspektrum etwas anders gelagert ist. Aber da das Antidepressivum in erster Linie meine Schlafstörungen lindern soll, ist die Auswahl eher gering. Reine Schlafmittel machen abhängig, zumindest bei einer Einnahme über Monate hinweg – abgesehen von den rein pflanzlichen, und die helfen mir nicht mehr. Einzige Alternative, sagt mein Arzt, sei ein Antihistamin älterer Generation. Eine gute Idee, ich bin Allergiker, ich weiß aus Erfahrung, wie müde diese Tabletten machen und wie gut ich nach der

Einnahme schlafe. Allerdings ist das wiederum eine unerwünschte Nebenwirkung des Antihistamins, die bei den neueren Mitteln weitgehend eliminiert wurde. Verrückte Medikamentenwelt! Egal, ich bin froh, eine Alternative zu haben.

Auch bei meinen Hepatitismedikamenten gibt es Abwechslung – mein Arzt verschreibt mir Tabletten mit 400 Milligramm Ribavirin, zusätzlich zu meinen üblichen 200ern. So komme ich mit nur zwei Tabletten morgens und abends auf meine Dosis von jeweils 600 Milligramm. Immerhin, eine neue Vielfalt in der Tablettendose – zartrosa die 200er, braunrot die 400er. Vergnüglicher macht es die Einnahme allerdings nicht.

Am Freitagabend setze ich mir die 15. Spritze. Danach in die Badewanne, wie jeden Freitag. Linda beobachtet amüsiert, wie ich minutenlang auf die Shampooflasche in meiner Hand starre. Ich habe meine Gründe, eine Woche zuvor habe ich versucht, mir mit Bodylotion die Haare zu waschen.

Samstagmittag ruft Bernd an. Er denkt darüber nach, das Antidepressivum, das er eine Woche nach Ende seiner Hepatitis-C-Behandlung abgesetzt hat, wieder zu nehmen. Seine depressiven Stimmungen sind stärker geworden. Die Tage, in denen er in Düsternis versinkt, von der Welt und dem Leben rettungslos überfordert, häufen sich. »Solche Phasen hatte ich vor Begin der Behandlung auch«, sagt Bernd. »Aber weniger stark, und damals gab es unterm Strich mehr gute als schlechte Tage, manchmal habe ich mich einige Wochen hintereinander gut gefühlt, bevor das nächste Tief kam. Damit konnte ich umgehen.« Jetzt seien die guten Tage eine kostbare Ausnahme.

Möglich, dass es sich bei den depressiven Stimmungen noch um Nachwirkungen der Hepatitis-Medikamente handelt. Die Nebenwirkungen, vor allem die psychischen, können noch Monate nach Absetzen des Interferon und Ribavirin anhalten. Ärzte empfehlen daher die Einnahme des

Antidepressivums über das Ende der Behandlung hinaus fortzusetzen.

Die Entscheidung, neuerlich Zuflucht bei einem Medikament zu suchen, fällt Bernd schwer. Obwohl es ihn im Sommer gerettet hat: Drei Monate nach Beginn seiner Hepatitis-C-Therapie haben ihn die Depressionen überfallen, mit nie gekannter Wucht. Ihm war, als steckten Körper und Geist in Treibsand, jede Bewegung, jede Entscheidung erforderte eine schier übermenschliche Anstrengung. Sein Körper war wie festgekleistert auf dem Sofa, die Hände in den Schoß genagelt. Um ihn, vor ihm, hinter ihm nichts als Finsternis, die ihn verschlang und nie mehr freizugeben schien.

Allein sein Verantwortungsbewusstsein zwang ihn auf die Füße, er musste seinen Sohn Paul morgens zur Schule bringen. Anderenfalls hätte er das Bett gar nicht verlassen. Arbeiten war unmöglich, aufzustehen und Frühstück zu machen forderte ihn schon über die Maßen. Er fühlte sich wie Menschen sich in Hurrikangebieten fühlen müssen: Sie stemmen sich mit aller Kraft gegen die Naturgewalt, ohne auch nur einen Schritt voranzukommen. Leben mit angezogener Handbremse. Bernd reagierte zunehmend aggressiv auf seine Umgebung. Die ganze Welt eine Last, seine Freundin eingeschlossen. Zudem war Sophie kurz zuvor für ein Studiensemester nach Osnabrück gezogen, Bernd fühlte sich im Stich gelassen. Welchen Sinn hatte diese Beziehung noch? Sie war ihm keine Hilfe. Er trennte sich von ihr. Sogar sein geliebter Sohn erschien ihm wie ein kleines, gemeines Ungeheuer, das mit schriller Stimme nach ihm schrie und mit Klauen nach ihm griff. Er brüllte es an, dieses Monster, er wollte Ruhe, nur Ruhe. Das alles musste aufhören, unbedingt. Zum ersten Mal in seinem Leben wünschte er den Tod herbei. Selbstmord wäre eine Lösung, dachte er. Dann wäre Frieden, endlich.

In einem lichten Moment erkannte Bernd, dass er seinen Sohn schützen musste. Er brachte Paul für einige Wochen zu dessen Mutter. Das Antidepressivum, das ihm der Arzt bei Ausbruch der Depressionen verschrieben hatte, wirkte nicht sofort. Bernd dachte darüber nach, sich zu seinem eigenen Schutz in eine psychiatrische Klinik einweisen zu lassen. Sein Arzt hatte ihm eine Einweisung ausgestellt und die Entscheidung für oder gegen einen stationären Aufenthalt Bernd überlassen. Eine andere Möglichkeit sah Bernd darin, die Hepatitis-C-Behandlung abzubrechen, ohne die Medikamente auch keine Nebenwirkungen. Durchzuhalten, weiterzumachen forderte seine letzten Reserven. Alleine sein war unmöglich, die Einsamkeit nährte Depressionen und Suizidgedanken. Bernd verbrachte jede freie Minute bei Freunden.

Bernd litt in den vergangenen Jahren hin und wieder unter depressiven Stimmungen. Daher hatte der Arzt ihm empfohlen, ein Antidepressivum prophylaktisch schon vor Beginn der Hepatitis-Behandlung einzunehmen. Damals hat Bernd sich dagegen entschieden, ein Fehler, sagt er heute. Als nach drei Wochen die Wirkung des Fluctin einsetzte, sei es wie eine Erlösung gewesen.

Trotzdem, auch er blieb nicht von den Nebenwirkungen verschont. Wie ferngesteuert habe er sich oft gefühlt, sagt er, und seine Empfindungsfähigkeit war deutlich eingeschränkt, im Positiven wie im Negativen. Angst, Wut, Trauer, aber auch Zärtlichkeit und Freude, nichts davon habe ihn mehr so tief berührt wie zuvor. Sogar sein Lustempfinden habe gelitten. Der Sex mit seiner Freundin sei manchmal regelrecht zur Turnübung verkommen, der Orgasmus ließ oft lange auf sich warten, wie damals unter Heroineinfluss. Bernd konnte es kaum erwarten, nach den Hepatitis-Medikamenten auch das Antidepressivum abzusetzen.

Ganz so übel hat es mich nicht erwischt, Gott sei Dank. Ich werde meine Entscheidung für oder gegen das Antidepressivum nach den Feiertagen fällen.

Woche sechzehn

Stille Nacht, gruselige Nacht

Samstag, der 23. Dezember, früher Nachmittag, Linda und ich sitzen im ICE nach Düsseldorf. Unser beider Familien wohnen im Rheinland, dort wollen wir die Weihnachtstage verbringen. In diesem Jahr werden wir Heiligabend zum ersten Mal alle gemeinsam feiern. Anfang des Jahres sind Lindas Großvater und meine Großmutter gestorben, unsere Familien sind dezimiert, vor allem Lindas – nur noch sie, ihre Großmutter und ihre Mutter sind übrig. Die Lücke, die der Tod des geliebten Opas gerissen hat, klafft besonders weit. Vielleicht sind der Verlust und der Schmerz weniger spürbar, wenn wir alle zusammen sind. Die beiden Todesfälle, die gemeinsam durchlittene Trauer und der Verlust geliebter Menschen haben nicht nur Linda und mich noch enger zusammengeschweißt, wir sind seit dieser Zeit auch der Familie des anderen enger verbunden.

Anfangs schien mir das gemeinsame Weihnachtsfest ein guter Plan zu sein. Mittlerweile verfluche ich ihn. Am Abend zuvor habe ich mir die 16. Interferonspritze gesetzt – und fühle mich schrecklich. Alles ist mir zu viel, die ganze Welt malträtiert meine Nerven – der Taxifahrer, der einen Umweg fährt, der Fahrkartenautomat der Bahn, der mein vorbestelltes Ticket nicht rausrücken will, die Menschenmassen auf dem Bahnhof und im Zug. Sogar Linda nervt mich. Der Gedanke an die vor mir liegenden Feiertage erst recht. Die finstere Stimmung beißt sich in mir fest, vielleicht bin ich es auch, der sich in die schlechte Laune verbeißt und nicht loslassen kann, keine Ahnung. Ich weiß, ich bin unaussstehlich – ich nörgele und schimpfe in einer Tour, ich hacke auf Linda herum, ich kann nicht aufhören. Vor allem gehe ich mir selbst auf die Nerven. Und Linda natürlich. Zuerst giftet sie zurück, irgendwann stellt sie die Kommunikation mit mir völlig ein. Sie flüchtet sich vor dem Streit in eine Frauenzeitschrift und schützt ihre Ohren mit den Kopfhörern ihres iPods vor meinem Gemaule.

Ich will zurück, nach Hause, sofort. Zurück in meine Wohnung, auf mein Sofa. Dahin, wo alles ruhig ist, friedlich und überschaubar. Wo alles meins ist. Mit jedem Kilometer, den wir fahren, wird das Gefühl stärker, drängender, so, als hinge ich an einem unsichtbaren Gummiband, steigt die Spannung in meinem Inneren stetig an, zerreißt mich schier.

Zu den üblichen Nebenwirkungen, die mir an den ersten Tagen nach meiner wöchentlichen Spritze besonders zusetzen, gesellen sich Rückenschmerzen. Mittwochnacht habe ich mir einen Hexenschuss zugezogen, meine Lendenwirbelsäule fühlt sich an, als würde ein LKW auf meinem Rücken parken. Jede Bewegung schmerzt, die Reisetasche scheint Tonnen zu wiegen. Die fünfeinhalb Stunden im Zug sind ein Albtraum.

An Heiligabend wird es noch schlimmer. Sicher, alle sind sehr verständnisvoll und bemüht, Rücksicht auf mich zu nehmen. Trotzdem, das alles ist zu viel für mich, viel zu viel. In den vergangenen vier Monaten habe ich an den Tagen nach der Spritze meine Wohnung nur zum Brötchenholen verlassen, habe lange geschlafen, ausgiebig gefrühstückt und dann den Rest des Tages auf dem Sofa verbracht, nur Linda und ich, eine Zeitung, Comics und der Fernseher. Jetzt sind überall Menschen, ständig redet einer, meist sogar mehrere gleichzeitig. Im Hintergrund plärrt der Fernseher. Ich bin überfordert, jede Minute, jede Sekunde. Auch wenn ich hier, im Haus meiner Eltern, aufgewachsen bin, fühle ich mich fehl am Platz, irgendwie gestrandet. All meine Barrieren sind extrem dünn, ich bin ständig gereizt, vor allem Linda leidet darunter. Mir fehlen meine Wohnung, mein Sofa, mein Computer – meine Rituale und mein Rückzugsraum.

Wenn der Druck zu groß wird, gehe ich vor die Tür oder auf die Terrasse, atme tief durch. Es ist dunkel da draußen, dichter, feuchter Nebel hängt über der Landschaft und verwischt alle Konturen. Die Welt eine grauschwarze, formlose Masse. Genauso fühle ich mich auch. Der Begriff »Weihnachtshorror« bekommt eine ganz neue Bedeutung.

In der Nacht wird es dann richtig finster. Linda und ich schlafen in meinem alten Zimmer, im Keller des Bungalows meiner Eltern. Mit einem Mal macht der Raum mir Angst. Die Dunkelheit droht mich zu verschlingen, die tiefe Decke erdrückt mich. Ich gehöre hier nicht hin, alles ist falsch, schrecklich falsch. Sogar Lindas warmer Körper neben mir fühlt sich fremd an, die Berührung ist nicht tröstend und vertraut wie sonst. Alles fremd, alles falsch. Vor allem ich.

Mittwochnacht hatten mich meine Rückenschmerzen um den Schlaf gebracht, Donnerstag habe ich daraufhin die Doxepindosis von 37,5 Milligramm auf die von meinem Arzt empfohlenen 50 Milligramm erhöht. Zum einen, weil ich schlafen wollte, zum anderen, weil ich es leid war, ständig eine der beiden 25-Milligramm-Tabletten zu halbieren. Die Nebenwirkungen waren am Ende beinahe vollständig verschwunden, eine so geringfügige Steigerung, dachte ich, sei vertretbar. Zumal ich mich mit 50 Milligramm immer noch an der unteren Dosierungsgrenze befand. Ein schwerer Fehler, wie mir jetzt scheint. Möglich, dass die Angstzustände nicht zuletzt durch die gesteigerte Medikamentenmenge ausgelöst werden. Also wieder reduzieren, sofort! »Der Unterschied zwischen Medizin und Gift liegt allein in Dosis«, wusste schon Paracelsus.

Montag besucht mich Kiara und stellt mir ihren neuen Freund vor. Kiara ist 17, ihre Mutter und ich waren Ende der Achtziger ein Paar. Ich bin nicht ihr leiblicher Vater, aber ich war im Kreißsaal, als Kiara geboren wurde, und habe sie in ihren ersten Lebensjahren gemeinsam mit ihrer Mutter großgezogen – ich war dabei, als sie reden und laufen lernte. Sie hat mich lange Papa genannt. Und auch wenn die Beziehung zu ihrer Mutter irgendwann scheiterte und ich nach Hamburg zog, sind wir uns immer noch sehr nahe. Trotz der 500 Kilometer, die uns trennen. Wir sehen uns alte Videos an. Kiara ist anderthalb in diesem Film, zusammen mit meinen Eltern und ihrer Mutter machen wir Urlaub auf Kreta. Ich bin ein Junkie zu dieser Zeit, der Urlaub ist für mich gleichzeitig eine Entgiftung. Damals im Entzug, erinnere ich mich, habe ich mich ähnlich gefühlt wie heute – konstant überfordert und aus der Welt gerückt. Ich erinnere mich daran, dass ich während dieses Urlaubs eines Abends am Strand saß, Kiara auf meinem Schoß, eingeschlafen. Ich sah hinaus auf das Meer, in den Sternenhimmel, und die Schönheit der Natur, das schlafende Kind in meinem Arm, das ich so sehr liebte, stürzten mich in tiefe Verzweiflung. Ich hatte entsetzliche Angst vor der Zukunft und fühlte mich den Anforderungen des Lebens nicht gewachsen. Ich spürte, dass ich der Vater, der ich für Kiara sein wollte, der Vater, den sie verdient hat, nicht würde sein können. Nicht in absehbarer Zeit, nicht, solange die Sucht mein Leben bestimmte. Ich fühlte mich entsetzlich leer, kraftlos und schuldig. Ein Ende dieses Zustandes war nicht in Sicht.

Dieses Mal weiß ich, dass ich nur noch einige Monate durchhalten muss, dann wird sich mein Leben wieder so anfühlen, wie ich es gewohnt bin. Diese Gewissheit tröstet mich.

Am Dienstag normalisiert sich mein Zustand ein wenig, Gott sei Dank. Ich besuche Georg, er wohnt mit Frau und Kind nur wenige Kilometer von meinem Elternhaus entfernt. Es tut gut, mit jemandem zu reden, der meine Verfassung aus eigener Erfahrung kennt. Mit meinen Eltern will ich nicht darüber reden, wie ich mich fühle, zumindest nicht im Detail. Ihre hilflose Sorge würde es nicht besser machen, im Gegenteil. Und Linda hat im Moment genügend unter meinen Stimmungen zu leiden, von ihr kann ich keinen Trost erwarten.

Später lese ich meine Mails. Einige Leser haben geschrieben, erzählen von ihren Erfahrungen mit der Hepatitis-C-Therapie und mit Antidepressiva. Es ist tröstend und entlastend, das zu lesen. Es scheint nicht nur mir so zu gehen – das Netz ist voll von Selbsthilfeforen, in denen Hepatitis-infizierte sich austauschen. Ich begreife, wie wichtig dieses Therapietagebuch für mich ist. Schreiben, auch wenn ich es manchmal als anstrengend empfinde, ist ein Ventil. Es hilft mir, meinen Zustand einzuordnen und mich mit meiner Situation zu arrangieren.

Am Nachmittag kommt mein Bruder mit Familie zu Besuch. Ich freue mich vor allem, meinen Neffen zu sehen, in zwei Tagen feiert er seinen dritten Geburtstag. Ich werde leider nicht dabei sein. Am Abend nehmen Linda und ich den letzten Zug zurück.

Der Hamburger Hauptbahnhof wirkt bei unserer Ankunft weit nach Mitternacht wie aus einem Paralleluniversum – nur Zeitungsverkäufer, Junkies und Nutten scheinen um diese Zeit unterwegs zu sein. Ein trostloser, elender Ort. Einige Jahre zuvor bin ich selbst häufig zu dieser Zeit über den Bahnhofsvorplatz geschlichen. Es war die schlimmste Phase meines Lebens. Die Erinnerung daran lässt meine derzeitigen Schwierigkeiten in einem milderen Licht erscheinen.

Am Donnerstag wache ich in meinem eigenen Bett auf, wieder zu Hause, endlich! Linda und ich haben mittlerweile Frieden geschlossen. Die Welt sieht wieder freundlicher aus, ein Glück. Jetzt wird alles wieder gut, ganz bestimmt.

Woche siebzehn

Ich werde meine Mutter

Freitag, den 29. Dezember, ist Weihnachten langsam vorüber, und schon steht Silvester vor der Tür. Ich habe rund zwölf Stunden geschlafen, endlich fühle ich mich wieder beinahe normal. Na ja, so normal, wie es mit all den Chemikalien im Blut möglich ist. Die Feiertage mit der Familie haben mich total überfordert, vor allem psychisch. Jetzt bin ich wieder halbwegs fit, dank ausreichendem Schlaf und Ruhephasen. Immer wieder beruhigend zu wissen, dass es auch angenehmere Tage gibt, sie helfen, die düsteren besser zu ertragen.

Der kleine Aufschwung kommt genau richtig – am Nachmittag räumt Simone ihre Geschäftsräume und Werkstatt leer, ich habe versprochen zu helfen. Kein sehr frohes neues Jahr, das auf Simone zukommt: Ab 2. Januar wird sie arbeitslos sein. Ihre Stimmung ist dementsprechend. Tapfer kämpft sie sich durch die Abwicklung ihrer bisherigen beruflichen Existenz.

Jens, ein gemeinsamer Bekannter, erzählt mir, dass er vor wenigen Wochen einen alten Freund zu Grabe getragen hat. Gerade mal Ende vierzig ist der Freund an einer Leberzirrhose gestorben, ausgelöst durch eine unbehandelte Hepatitis C und Alkoholismus. Eine fatale Kombination.

Am Abend reisen Isabel und Andreas an, wir wollen gemeinsam Silvester feiern. Isabel und ich kennen uns seit ungefähr 25 Jahren. Sie ist acht Kilometer von meinem Heimatdorf entfernt aufgewachsen, einige Monate lang waren wir ein Paar. Ich war gerade 18 Jahre alt damals und drogenabhängig, und Isabel hat sehr darunter gelitten. Danach haben wir uns für Jahre aus den Augen verloren, besser gesagt, Isabel war froh, dass ich aus ihrem Leben verschwunden war. Seit Mitte der Neunziger sind wir gute Freunde. Heute lebt sie zusammen mit Andreas im Ruhrgebiet, sie arbeitet in der Suchtprophylaxe, Andreas ist Psychotherapeut in einer Klinik. Beim Abendessen geben wir alle unsere Störungen zum Besten – ich erzähle von den Angstzuständen und Beklemmungen, die mich in meinem alten Zimmer im Haus meiner Eltern überfallen haben, Andreas und Isabel von einem gemeinsamen Urlaub an der holländischen Küste, nur wenige Autostunden von ihrem Zuhause entfernt, der für Andreas mit einer Angstattacke endete. Auf der Rückfahrt begann sein Herz plötzlich zu rasen, kalter Schweiß brach aus, die Hände zitterten, er konnte kaum noch das Lenkrad halten. Weiterzufahren wurde zu einer unglaublichen Anstrengung, beinahe unmöglich, der Verkehr machte ihm panische Angst. Vor allem Brücken lösten Panikgefühle bei ihm aus. Soweit es ging, versuchte er Brücken zu meiden. In den Niederlanden keine einfache Sache. Immer wieder hielt er an, um den Wagen zu verlassen, durchzuatmen, zur Ruhe zu kommen. Die Fahrt nach Hause hat mehr als einen halben Tag gedauert.

Isabel gesteht, dass sie grundsätzlich abgepackten Käse im Supermarkt kauft, weil es ihr Beklemmungen bereitet, mit dem Verkäufer an der Käsetheke zu reden. Linda berichtet von einer merkwürdigen Pizzalieferantenphobie: An manchen Tagen fühlt sie sich außerstande, einem Fremden, zum Beispiel dem Pizzalieferanten, die Haustür zu öffnen. Isabel geht es ähnlich. Und das alles ohne Medikamente im Blut! Sehr unterhaltsam und irgendwie beruhigend. Obwohl ich mich frage, ob es möglicherweise an mir liegt, dass ich nur mehr oder weniger gestörte Menschen kenne? Oder sind in Wirklichkeit alle da draußen ziemlich gestört und verbergen es im Alltag nur geschickt? Zumindest weiß ich, woher meine Störungen kommen. Vielleicht verstärken die Medikamente aber auch nur Verhaltensweisen, die schon vorher in mir angelegt waren. Egal. Nach dem Abendessen setze ich mir die 17. Interferonspritze.

Am Sonntagabend kochen wir gemeinsam. Besser gesagt, Linda, Isabel und Andreas kochen und trinken dazu Wein. Ich putze und räume auf. Meist bin ich allen im Weg. Ich spüle Messer, die noch in Gebrauch sind, werfe vermeintliche Reste in den Mülleimer, die in den Topf gehören. Ich bin ziemlich angespannt, die drei und ihre Betriebsamkeit zerren an meinen Nerven.

Seit Beginn meiner Hepatitis-C-Behandlung habe ich ein starkes Bedürfnis nach Ordnung und klaren Strukturen. Neuerdings verbringe ich viel Zeit damit, die Wohnung aufzuräumen, zu spülen, Wäsche zu waschen. Einmal, weil ich mich in der aufgeräumten Wohnung wohler fühle und Ordnung mir ein Gefühl von Sicherheit verschafft. Zum anderen, weil Aufräumen irgendwie auch ein kontemplativer Akt ist, eine Art Bewegungsmeditation, sehr entspannend. Außerdem gibt mir Aufräumen das Gefühl, etwas Sinnvolles zu tun. Nach Stunden und Tagen auf dem Sofa wichtig für mein Über-Ich.

Doch seit einigen Wochen verhalte ich mich reichlich zwanghaft, vor allem, was Ordnung betrifft. Je weniger Einfluss ich auf meinen Gemüts- und Gesundheitszustand habe, so scheint mir, desto verbissener versuche ich, die Dinge und Menschen um mich herum zu kontrollieren. Ich räume und putze gegen den Stress und die Auflösung an. Es stört mich, wenn jemand anders sauber macht und aufräumt, weil es dann nicht so ist, wie ich es tun würde. Ich muss alles selbst machen, und die anderen sollen sich nach meinen Vorstellungen richten. Ich werde meine Mutter! Mittlerweile sehe ich ihren Ordnungsdrang mit anderen Augen. Möglich, dass sie auf diese Weise versucht hat, sich in ihrem Leben – und nicht zuletzt in dem Chaos, das ihr immer unkontrollierbarer Sohn anrichtete – Halt und Sicherheit zu verschaffen.

Überhaupt werde ich verbohrt und zänkisch. Linda und ich streiten uns beinahe täglich, oft um Lappalien. Ich beiße mich in jedem Streit, jedem Ärger fest. Alle Diplomatie ist zum Teufel. Bisher habe ich mich meist bemüht, meinen Ärger und meine Wut im Zaum zu halten und die Boshaftigkeit, die mit dem Adrenalin in den Kopf geschwemmt wird, so lange zu unterdrücken, bis der gesunde Menschenverstand wieder am Ruder ist. Ein Moment, der normalerweise nicht lange auf sich warten lässt. Jetzt bricht aller Ärger sofort aus mir heraus, ungefiltert, ich bin oft unfair oder verletzend. Und nicht nur das, ich kann nicht aufhören, fange immer wieder von vorne an. Ich bin, gelinde gesagt, ziemlich anstrengend und oft wenig liebenswert, für mich selbst, aber vor allem für Linda. Kein Wunder, dass viele Partnerschaften an der Behandlung zerbrechen.

Langsam verliere ich den Überblick. Sind es die Nebenwirkungen des Ribavirin und des Interferon, die mir zu schaffen machen, oder sind es die Nebenwirkungen des Doxepin, das deren Nebenwirkungen lindern soll? Oder sind diese Überreaktionen schlicht dem Stress, dem Schlafmangel und der Überlastung geschuldet? Ziemlich frustrierend, diese Unklarheit.

An Neujahr ruft Georg an. Er sagt, er sei während seiner Behandlung seinen Mitmenschen, insbesondere seiner Frau, ebenfalls ganz schön auf die Nerven gegangen. Er sei davon überzeugt gewesen, den totalen Durchblick zu haben und immer genau zu wissen, was die anderen gerade falsch machten und wie die Dinge besser liefen. Immer wieder habe es wegen seiner Selbstgerechtigkeit und Besserwisserei Streit gegeben. Kommt mir irgendwie bekannt vor.

Mein Vorsatz für das neue Jahr: weniger streiten. Egal, wo die merkwürdigen Stimmungen und Launen auch herkommen, ich werde nicht zulassen, dass sie meine Beziehung ruinieren. Den Januar werde ich so ruhig wie möglich gestalten. Möglich, dass mit der äußeren Unruhe auch meine Innere schwindet.

Woche achtzehn
Ich bin Feindbild, und Martin Semmelrogge will nicht mit mir reden

Früher, vor ungefähr 16 Jahren, habe ich mich in solchen Momenten auf der Toilette eingeschlossen. Freitagabend, ich sitze in der Küche, auf dem Tisch vor mir meine Interferonspritze, die 18., sowie Alkoholpads und der Sammelbehälter für benutzte Kanülen. Im Wohnzimmer, am anderen Ende des Flures, sitzt Kiara mit ihrem Freund eng umschlungen auf der Couch, die beiden schauen fern. Seit sie alt genug dazu ist, besucht sie mich regelmäßig in Hamburg. Meist bringt sie dann ihren Freund mit, bisher war es jedes Mal ein anderer.

Kiara war mein einziger Lichtblick in den finsteren Jahren, in denen ich schwer heroinabhängig war. Nach ihrer Geburt gelang es mir sogar für einige Monate, clean zu leben. Doch bald hielt die Sucht mich wieder gefangen. Ich schämte mich, vor allem vor dem Kind, das neugierig und, wie es mir schien, ein wenig empört gegen die verschlossene Badezimmertür schlug, wenn ich mir auf der Toilette meine Spritze setzte. Kiara hatte Besseres verdient als einen abhängigen Papa.

Es ist schön, Kiara wieder für einige Tage um mich zu haben. Natürlich ist es auch anstrengend, vor allem jetzt, kurz nach den Weihnachts- und Silvestertagen. Aber absagen wollte ich nicht. Kiara hatte ihren Besuch ursprünglich schon im September geplant, in ihren Herbstferien, kurz nach Beginn der Behandlung. Ich hatte sie auf die Weihnachtsferien vertröstet. »Kiara ist total enttäuscht«, hatte mir Corinna, ihre Mutter, damals am Telefon ins Gewissen geredet. »Dir gegenüber würde sie das nie zugeben, sie liebt dich. Aber sie fühlt sich beiseitegeschoben, wenn so etwas passiert. Sie ist ein Kind, du bist der Erwachsene. Du musst deine Zusagen einhalten und Rücksicht auf sie nehmen, nicht umgekehrt.« Corinna hatte recht. Das Gespräch hat mich damals sehr mitgenommen. Ich konnte und wollte Kiara jetzt nicht schon wieder enttäuschen.

Dienstagabend ist sie zusammen mit ihrem Freund in Hamburg angekommen, Samstagmorgen werde ich sie wieder zum Bahnhof fahren. Kiara fragt immer wieder nach Details der Krankheit, nach den Medikamenten, den Nebenwirkungen, dem Virus. Sie ist sehr rücksichtsvoll, bemüht sich, mich nicht über Gebühr zu beanspruchen. Jeden Nachmittag sind die beiden einige Stunden alleine unterwegs, mir tut die Ruhe gut, anschließend gehen wir ins Planetarium, ins Kino oder wir kochen zusammen. Eine schöne Zeit, obwohl mich jeder Besuch anstrengt. Vor allem ist es schön, offen über die Krankheit und meinen Zustand reden zu können. Verständnis und Rücksicht zu finden, sogar bei einem Teenager. Einige Leser haben in ihren Mails von ähnlichen Erfahrungen berichtet – wie sehr es ihnen geholfen hat, wenn Familie und Freunde während der Therapie verständnisvoll auf ihre Probleme reagiert haben. Es scheint wichtig und hilfreich, sein Umfeld mit in die Behandlung einzubeziehen.

Im Laufe des Wochenendes kehrt die Normalität zurück. Linda und ich sind wieder alleine in unserer Wohnung, wir schlafen bis Mittag, frühstücken ausgedehnt und verbringen die Tage mit Lesen, Kochen und Fernsehen. Mit der äußeren kehrt tatsächlich auch die innere Ruhe zurück. Die Angstzustände, die Reizbarkeit, die Zwanghaftigkeit und Streitsucht der vergangenen Wochen lassen nach. Ich fühle mich wie im Paradies, trotz der üblichen Nebenwirkungen: Kopf- und Gliederschmerzen und Mattigkeit.

Am Montag sagt Martin Semmelrogge unser geplantes Interview ab. Der Schauspieler war ebenfalls mit Hepatitis C infiziert, er hat sich während eines Gefängnisaufenthalts der Therapie unterzogen. Eine mutige und extreme Entscheidung, denke ich. Gruselige Vorstellung, sich in einer Gefängniszelle den Nebenwirkungen zu stellen, den Schmerzen, Schlafstörungen, Stimmungsschwankungen und Depressionen. Ganz auf sich zurückgeworfen, ohne Ablenkung, Anteilnahme oder Trost. Ich hätte gern mit ihm über seine Erfahrungen geredet, aber er möchte sich nicht in einem Interview zu diesem Thema äußern. Er befürchtet, es lege die öffentliche Wahrnehmung seiner Person zu sehr auf Drogenmissbrauch, Sucht und Haft fest. Er denkt, dass ihm seine Infektion als Schwäche und charakterlicher Mangel angekreidet würde. Sehr schade. Das Schlimme daran ist, dass er möglicherweise sogar recht hat.

Am Abend schildert mir eine Leserin ihre Erfahrungen mit Hepatitis C. Sie hat vor anderthalb Jahren ihre Behandlung beendet. Sie schreibt, dass sie sich selbst die Schuld an ihrer Infektion gegeben und nicht gewagt habe, offen darüber zu reden. Darunter habe sie sehr gelitten. Ich erinnere mich in diesem Zusammenhang an zwei Mails, die ich vor einigen Wochen erhalten habe. Ein Leser schrieb, »der Junkie Jörg Böckem ruiniert seine Gesundheit mit Rauschgift, und jetzt kostet das Aas mich bzw. die Allgemeinheit 2000 Euro im Monat für Medikamente. Solchen Menschen würde ich die Behandlung verweigern, auch wenn sie dann schnell hinüber wären.« Ein anderer Leser, der einen ähnlichen Standpunkt vertrat, sich aber zumindest gewählter ausdrückte, nannte meine Hepatitis-C-Infektion eine »autogenerierte Krankheit«. Was nichts anderes bedeutet als – selber schuld!

Sicher, ich weiß, dass ich mich prima als Projektionsfläche für Vorurteile und Feindbilder eigne und dass ein schwarzweißes, eindimensionales Weltbild entlastend wirken kann. Trotzdem würde ich mir eine etwas differenziertere Betrachtung wünschen. Zum einen, weil die Infektionswege mit dem

Virus vielfältig sind und nicht nur auf Spritzentausch bei Junkies zurückgehen. Bei einer chronischen Hepatitis C kann weder Art noch Zeitpunkt der Infektion genau festgestellt werden, der größte Teil der Infizierten gehört keiner der Risikogruppen an. Zum anderen ist Sucht ebenfalls eine Krankheit, die, wie andere Krankheiten auch, begünstigende Faktoren kennt, aber keinen Schuldigen. Nicht jeder, der Alkohol trinkt oder mit Drogen experimentiert, wird süchtig. Nicht die Droge macht süchtig. Sucht ist eine Persönlichkeitsstörung, die diverse, komplexe Ursachen hat – auch soziale – und unterschiedliche Ausprägungen kennt. Wenn ein Junkie sich nicht ausreichend vor dem Hepatitis-C-Virus schützt, dann ist der Kontrollverlust Teil des Krankheitsbildes und nicht Dummheit oder Nachlässigkeit – gar nicht davon zu reden, dass das Virus und dessen Übertragungsweg lange unbekannt blieben und eine sichere Prophylaxe daher nicht möglich war. In den ersten Jahren meiner Sucht war das Hepatitis-C-Virus noch nicht entdeckt, wie hätten wir uns vor einer Infektion schützen sollen, die damals noch keinen Namen hatte und deren Erreger nicht diagnostizierbar war?

Außerdem – wer möchte entscheiden, welche Krankheit »autogeneriert« ist? Beim Joggen das Bein gebrochen? Selber schuld, wärst du halt zu Hause geblieben! Herzinfarkt? Wohl zu fett gegessen, zu wenig bewegt – dein Pech! Burnout, Nervenzusammenbruch? Dann arbeite halt weniger. Ich denke, Diskussionen dieser Art sind nutzlos und schädlich, nicht nur für Hepatitis-C-Infizierte. Schuldzuweisung und Scham sind im sozialen Miteinander hinderlich, weil sie wichtige Prozesse wie eine offene Auseinandersetzung, Ursachenforschung und Prävention erschweren. Kranke brauchen eine Behandlung, keine Vorwürfe und Schuldzuweisungen.

Woche neunzehn
Schokolade im Vorübergehen und die Freuden der drohenden Klimakatastrophe

Mein Wecker hat keine Chance. Donnerstagmorgen, die monatliche Blutentnahme steht an. Die Augen noch halb geschlossen, schalte ich den nervigen Ton ab, danach schlafe ich sofort wieder ein. Augen öffnen, meinen Körper in die Vertikale hieven, mich anziehen und das Haus verlassen – völlig undenkbar. Zu meinem Arzttermin komme ich mehr als eine Stunde zu spät.

Seit Tagen fällt es mir morgens schwer aufzustehen, es ist, als sei mein Körper mit Gurten ans Bett fixiert. Und mein Geist weigert sich schlicht, in die Realität zurückzukehren – und das, obwohl meine Träume nicht unbedingt angenehm sind. Mein Schlafbedürfnis ist so groß wie selten zuvor in meinem Leben, unter zehn, elf Stunden geht gar nichts. Möglich, dass mir die Anstrengung der letzten Zeit, die Feiertage, der Jahreswechsel und die Belastung der vergangenen Wochen noch in den Knochen stecken. Gott sei Dank muss ich nicht zu festen Zeiten ins Büro, ich kann mir meine Arbeit weitgehend selbst einteilen, sie gegebenenfalls auf ein Minimum begrenzen. Für die ersten beiden Januarwochen habe ich nur wenige Aufträge angenommen, ich brauche Erholung, dringend.

Am Abend sind Linda und ich zu einem Saunabesuch verabredet. Ich habe mir vorgenommen, mich im neuen Jahr mehr zu bewegen, trotz der lähmenden Nebenwirkungen. Studien haben gezeigt, dass regelmäßiger Sport hilft, die Belastungen der Behandlung besser zu verkraften. Natürlich in Maßen, Überlastung schadet eher.

Außerdem ist der Gewichtsverlust, die einzige Nebenwirkung der Behandlung, auf die ich mich gefreut habe, ziemlich bald zum Stillstand gekommen. Wahrscheinlich liegt es am Doxepin; viele Menschen nehmen zu, wenn sie über eine längere Zeit Antidepressiva schlucken. Zumal Doxepin bei mir einen gesteigerten Appetit auf Süßes auslöst, Schokolade, Kekse, Weingummi, ganz egal. Vor allem nachts, wenige Stunden nach der Einnahme des Medikaments, überkommt mich Heißhunger. Jedes Mal, wenn ich wach werde und mit halb geschlossenen Augen auf die Toilette wanke, greife ich mir im Vorübergehen in der Küche einen Schokoriegel. Oder, wenn nichts anderes zur Hand ist, einen Löffel und das Nutella-Glas. Das sollte ich mir in Zukunft besser verkneifen.

Donnerstag ist ein guter Tag für Bewegung, in der Regel bin ich Samstag und Sonntag ziemlich kaputt und an den Tagen vor der nächsten Spritze verhältnismäßig fit. Zumindest, wenn ich ausgeschlafen bin. Eine Viertelstunde langsames Schwimmen, etwas Wassergymnastik, danach zwei kurze Saunagänge, kein Problem. Es tut gut, mich zu bewegen. Sicher, das ist eher ein Seniorenprogramm, aber noch nie war sportliche Betätigung für mich so frei von jeglichem Leistungsanspruch. Jede Minute Bewegung ist ein Gewinn, egal wie langsam ich bin und wie wenig Durchhaltevermögen ich aufbringe.

Nach der Sauna essen wir beim Italiener. Alle Energie ist aus meinem Körper geschwemmt, ich hänge in meinem Stuhl wie der Boxdarsteller Axel Schulz in der Ringecke nach Abbruch seines sogenannten Comeback-Kampfes. Nur, dass mein Gesicht und mein Selbstbewusstsein weniger lädiert sind. Mein Körper braucht Kohlenhydrate, nach der Vorspeise kann ich zumindest wieder gerade sitzen.

Freitag setze ich mir die 19. Interferonspritze. Ich habe wieder bis Mittag geschlafen und spüre deutlich, dass die körperlichen Strapazen des Vortages mich noch niederdrücken. Kein Problem, ich habe einen ruhigen Tag vor mir. Und ein ebenso ruhiges Wochenende. In den vergangenen Monaten habe ich lernen müssen, mit meiner Energie und Zeit hauszuhalten und mein Tagesprogramm meinem Gesundheitszustand anzupassen. Meist gelingt mir das ganz gut, von Weinachten und Silvester einmal abgesehen. Aber wer schafft es schon, diese Feiertage vernünftig zu planen und stressfrei hinter sich zu bringen?

Am Sonntag ruft Erik an. Er wird in wenigen Wochen eine Hepatitis-C-Therapie beginnen. Die Feiertage und den Jahreswechsel hat Erik mit seiner Familie im Odenwald verbracht, er sagt, seit einiger Zeit nutze er jede Gelegenheit, aus Berlin herauszukommen. »Die Stadt stresst mich«, sagt er. »Ständig ist irgendwo eine Party oder ein neuer Club wird eröffnet. Es fällt mir schwer, mich diesem Amüsierzwang zu entziehen.« Klingt so, als käme die Hepatitis-C-Therapie für Erik zur rechten Zeit. Denn bei allen Schwierigkeiten und Belastungen, die die Behandlung mit sich bringt, sie hilft auch dabei, Prioritäten zu setzen, zwingt uns, klare Strukturen zu finden und die eigenen Grenzen einzuhalten. Angesagte Clubs, Partys, all das wird völlig belanglos. Darauf zu verzichten fällt mir ziemlich leicht, zumal Alkohol während der Therapie streng verboten ist.

Am Abend läuft in 3sat eine Dokumentation über die Folgen der Erderwärmung. Bedrohliche Bilder von schmelzenden Gletschern und Geröllawinen, die in der nahen Zukunft zahlreiche Alpendörfer unter sich begraben werden. Ehrlich gesagt kommt mir die Erderwärmung im Moment ganz gelegen – der Januar ist bisher ungewöhnlich mild und sonnig. Trotzdem friere ich. Nicht auszudenken, wenn es draußen klirrendkalt wäre.

Das dritte Fest innerhalb von drei Wochen ist das entspannteste: Montag, der 15. Januar, ist mein Geburtstag.

Linda hat sich freigenommen, wir schlafen lange, sie macht das Frühstück und backt einen Kuchen. Die Sonne scheint, am Nachmittag kommt Simone zum Kaffeetrinken. Kein Programm, keine Feier, und das ist gut so. Einfach ein schöner Tag. Der Anruf meines Arztes trägt zur guten Stimmung bei, meine Blutwerte sind alle in Ordnung: Die Hämoglobinwerte haben sich stabilisiert, die Zahl der weißen Blutkörperchen ist ebenfalls im Toleranzbereich, und die Leberwerte sind normal. So kann es weitergehen. Das neue Jahr kann kommen, denke ich. Es wird ein gutes Jahr, jede Wette.

Woche zwanzig

Äußere und innere Stürme, Weisheit aus dem Weltraum und kritischer Masseverlust auf dem Kopf

Kyrill kommt. Am Donnerstagnachmittag verfinstert sich die Welt, der Sturm peitscht die Regenmassen beinahe wagerecht über die Straße und gegen meine Fenster. Er rüttelt an den Mauern, ich spüre, wie der Boden leicht schwankt. Auch wenn ich die 120 Treppenstufen zu meiner Wohnung jeden Morgen nach dem Brötchenholen verfluche – heute genieße ich es, im vierten Stock zu wohnen, mit Blick auf Straßen und Häuser, den kleinen Grünstreifen auf der anderen Straßenseite und die Bäume am Rande des Stadtparks, sturmumtost.

Ein wunderbarer Moment, ich stehe am Fenster, mein iPod spielt Lieder von Richard Hawley, Sophie Zelmani und Ella Guru. Draußen toben die Naturgewalten, ich kann ihre Kraft spüren, sie hören und sehen, warm und sicher aufgehoben in meiner Wohnung. Dem Aufruhr da draußen zuzusehen entspannt mich, vor allem, weil ich ihn mir so einfach vom Leibe halten kann. Was den Aufruhr in meinem Inneren anbelangt, ist mir das in den vergangenen Monaten oft weniger gut gelungen.

Am Abend zuvor waren Linda und ich essen, früh am Abend, wenn die Hamburger Restaurants noch verhältnismäßig leer sind. Ein befreundetes Ehepaar war zufällig im selben Lokal, mit seinen beiden Kindern. Der Abend begann harmonisch, doch je weiter er voranschritt, desto mehr schwand die gute Stimmung. Die Gespräche bei Tisch, die spielenden und plappernden Kinder, bald war mir alles zu viel. Ich wurde immer dünnhäutiger, das Restaurant immer voller, der Geräuschpegel stieg, ebenso Lindas Alkoholpegel und ihr Mitteilungsbedürfnis. Bald war sie mir zu laut, zu anstrengend, einfach zu viel. Ich wollte weg, unbedingt. Linda hatte Spaß und wäre gerne geblieben, am Ende verhagelte meine miese Laune ihr ebenfalls die Stimmung. Zu Hause zog sie sich beleidigt und verletzt in ihr Zimmer zurück. Den Rest des Abends und den darauffolgenden Morgen haben wir nicht miteinander geredet.

Am Freitagabend setze ich mir die 20. Interferonspritze. Im Fernsehen berichtet der Astronaut Thomas Reiter von seinen Erfahrungen im Weltall. Im All, sagt er, ändere sich vor allem die Perspektive; vieles, was uns im Alltag dramatisch und wichtig erscheine, verliere an Bedeutung. Die Entfernung schärfe den Blick auf das Wesentliche. Deshalb plädiere er dafür, dass Raumflüge verstärkt auch Privatpersonen ermöglicht würden – als eine Art persönlichkeitsbildende Maßnahme. Bis es so weit ist, nehme ich mit meiner wöchentlichen Spritze und den täglichen Tabletten vorlieb. Die Perspektive und die Prioritäten verändern sich während der Hepatitis-C-Therapie ebenfalls. Sogar die Nebenwirkungen eines Raumfluges gleichen denen meiner Behandlung: Nach der Landung, sagt Reiter, habe er sich gefühlt, als werde er von der Schwere des eigenes Körpers erdrückt. So fühle ich mich jedes Wochenende. Nur, dass mir die vorhergegangene Erfahrung der Schwerelosigkeit abgeht. Hart landen, ohne zuvor abzuheben. Blöde Sache, eigentlich.

In der Nacht schreibt mir eine Ex-Freundin, die heute in Manhattan lebt, dass die psychischen Nebenwirkungen meiner Behandlung, die ich in den vergangenen Wochen beschrieben habe – meine Reizbarkeit, Stimmungsschwankungen und Zwanghaftigkeit –, sie sehr an das Verhalten ihrer Mutter während deren Krebstherapie vor einigen Jahren erinnerten. Damals habe die Familie sehr unter den Stimmungen der Mutter gelitten, unter ihrem scheinbar irrationalen Verhalten. In mancherlei Hinsicht scheinen sich die Reaktionen der Menschen bei schweren Erkrankungen zu gleichen. In den vergangenen Monaten haben mir einige Leser geschrieben, die an anderen Krankheiten leiden, aber mit ähnlichen psychischen Problemen wie ich zu kämpfen haben und mit ähnlichen Schwierigkeiten im Alltag und in ihrem Umfeld zurechtkommen müssen.

Am Morgen sind Haare in meiner Kaffeetasse. Und eigentlich auch sonst überall – in meinem Bett, auf meiner Kleidung, im Waschbecken, auf dem Sofa und auf dem Fußboden. Seit Monaten bin ich umzingelt von meinen Haaren. Nachts werde ich wach, weil die Haare auf dem Kopfkissen in meiner Nase und im Mund kitzeln. Nur auf meinem Kopf werde sie immer weniger. Glücklicherweise gehörte lichtes Haupthaar noch nie zu meinen Problemen, und der konstante Haarverlust der vergangenen Monate würde wohl auch niemandem sonst auffallen. Aber ich kann sehen, dass sich auf meinem Kopf die Reihen lichten. Und bis zum Ende der Therapie sind es noch 28 Wochen. Etwas beunruhigend ist das schon. Glücklicherweise wachsen die Haare nach Absetzen der Medikamente wieder nach. Heißt es.

Ungefähr ein Viertel der Hepatitis-C-Patienten leiden während der Behandlung unter Haarausfall. Für Bernd zu Beginn seiner Therapie eine der Nebenwirkungen, die er am meisten fürchtete – die Vorstellung, größere Mengen seines Haupthaares zu verlieren, löste bei ihm regelrecht Panik aus. Bernd hat eine besonders enge Beziehung zu seinen Haaren. Was wohl daran liegt, dass sie nicht mehr allzu üppig sprießen – Geheimratsecken haben bereits breite Schneisen auf seinem Kopf geschlagen, die verbliebenen Haare sind eher dünn und werden von Bernd unter Einsatz ausgewählter Pflegeprodukte und in liebevoller Detailarbeit in Form gebracht. In verzweifelteren Momenten hat er sogar schon darüber nachgedacht, ein Medikament gegen Haarausfall einzunehmen, für das der Schauspieler Uwe Ochsenknecht Werbung macht. Allein die Tatsache, dass als Nebenwirkung mit Potenzproblemen gerechnet werden muss, hat ihn abgehalten. Das war ihm sein Haupthaar nun doch nicht wert, zumal der Erfolg sehr zweifelhaft ist. Bernd war sehr erleichtert, dass die Hepatitis-C-Therapie ihn keine weiteren Haare gekostet hat, von dieser Nebenwirkung blieb er verschont. Glücklicherweise, Haarausfall hätte seine Depressionen wohl noch verschlimmert. Allerdings habe er festgestellt, sagt Bernd, dass sich unter dem Einfluss der Medikamente die Konsistenz und Struktur seiner Haare verändert habe, sie fühlten sich anders an als zuvor. Wie gesagt, Bernd hat eine enge Beziehung zu seinen Haaren.

Simone hat der Haarausfall dagegen ziemlich heftig erwischt. Sie hat dünnes, glattes Haar, schon nach wenigen Monaten war ihr, als würde sie mit den Haaren nach und nach auch einen Teil ihres Selbstwertgefühls verlieren. Am Ende der Therapie, befürchtete sie, sähe sie aus wie die kahlköpfigen Krebspatienten, die man aus dem Fernsehen kennt. Vor allem, seit sie im Netz gelesen hat, dass der Haarausfall, wenn sie Pech hat, noch Monate nach Behandlungsende weitergehen kann.

»Ein beschissenes Gefühl, auf den Kopf zu fassen und da ist nichts«, sagt sie. Simone hasst Haare, wenn sie nicht da sind, wo sie hingehören. »Es ist eklig, wenn man beim Spülen ein Büschel Haare in der Hand hat«, sagt sie. Am Abend sind wir zu einem Kinobesuch verabredet. Am Montag war Simone beim Frisör, sie hat sich die Haare kurz schneiden lassen. Sie sieht gut aus. Viele Frauen greifen während der Hepatitis-C-Behandlung zu diesem Trick – bei einer Kurzhaarfrisur fällt der Haarverlust weniger auf. Gut für das Selbstbewusstsein, das in dieser Zeit ohnehin angeknackst ist.

Wir sehen uns *The Departed* an. Simone hat schon nach wenigen Minuten den Überblick verloren, wer wann wen wo als verdeckten Informanten eingeschleust hat. Zur Zeit leidet sie wieder unter starken Konzentrationsstörungen, ständig verlegt oder vergisst sie etwas. Überhaupt hadert sie im Moment häufig mit ihrem Zustand.

Seit Beginn des Jahres fühlt sie sich depressiv und kraftlos, es fällt ihr schwer, sich an ihr neues Leben zu gewöhnen. Die letzten Wochen des vergangenen Jahres, die Aufgabe der Selbstständigkeit, das Schließen ihres Geschäfts waren geprägt von großer Anspannung und Anstrengung. Jetzt ist sie arbeitslos, es herrscht Leerlauf. Der extreme Wechsel, das Fehlen von Tagesstruktur und Perspektive setzen ihr sehr zu. Sie hätte jedes Recht der Welt, sich jetzt zu erholen und im März, nach dem Ende der Behandlung, mit neuem Elan an ihrer Zukunft zu arbeiten. Aber Abschalten und Ausruhen gelingen ihr nur schwer, sie nimmt sich ihre Müdigkeit, ihre Antriebslosigkeit übel, fühlt sich faul und nutzlos. Morgens kommt sie kaum aus dem Bett, doch statt liegen zu bleiben und die Ruhe zu genießen, setzt sie sich selbst unter Druck, die freie Zeit muss doch irgendwie produktiv genutzt werden! Sie ist eingeschüchtert und verzagt, traut sich nichts zu, jede Aufgabe ängstigt sie, wichtige Anrufe schiebt sie vor sich her. Und ist dann von sich selbst enttäuscht. Zur Ruhe zu kommen ist manchmal schwierig, und unsere Leistungsprogrammierung enorm wirksam. Die Stürme in unserem Inneren sind oft nur schwer zu kontrollieren.

Woche einundzwanzig

Ich investiere in die Zukunft und werde tierisch, ein Freund schlägt sich die Füße auf und justiert sein Leben neu

»Warum tun Sie sich das an?«, fragt die Frau. Freitagnachmittag, ein Symposium in Berlin, ich bin zu einer Podiumsdiskussion eingeladen. Im Publikum lauter Suchtmediziner, auch die Frau ist Ärztin, sie betreut süchtige Patienten, der größte Teil von ihnen ist mit Hepatitis C infiziert. Sie spricht mich in der Pause an, sagt, es falle ihr oft sehr schwer, ihre Patienten zu einer Hepatitis-C-Therapie zu bewegen, viele schreckten die Nebenwirkungen und die vagen Heilungschancen. »Ich werde von meinen Patienten immer wieder gefragt: ›Warum soll ich mir das antun?‹ Ich weiß dann oft nicht, was ich antworten soll«, sagt sie. »Was ist Ihre Motivation? Warum haben Sie sich zu der Behandlung entschlossen?«

Eine wichtige Frage, denke ich. Sicher, die körperlichen und psychischen Probleme, die Belastung von Partnerschaft und Beruf erwischen nicht jeden mit derselben Wucht. Aber häufig kommt es eben doch ziemlich dicke, auf die eine oder andere Weise, leider sind die Nebenwirkungen nicht kalkulierbar. Für so eine Entscheidung muss man wohl tatsächlich gute Gründe haben. Ich sehe in der Behandlung in erster Linie eine Investition in meine Zukunft, den Versuch, die letzte Altlast meiner Sucht zu beseitigen. Ist die Therapie abgeschlossen, möchte ich heiraten und Kinder haben. Ein neues Kapitel in meinem Leben beginnen, gesund und im Vollbesitz meiner Kräfte, ohne die latente Gefahr, meine Freundin zu infizieren. Ohne dass eine mögliche Leberzirrhose meine Zukunft bedroht, ohne dass das Virus und erhöhte Leberwerte mein Wohlbefinden und meine Lebensfreude einschränken. Vor Beginn der Behandlung habe ich mich weder gesund noch ausreichend belastbar gefühlt, mit zehn Millionen Viren pro Milliliter Blutserum und stark erhöhten Leberwerten ist die körperliche Leistungsfähigkeit deutlich eingeschränkt. Das wirkt sich auch auf die Stimmung aus.

Es lohnt sich, finde ich, 48 anstrengende und mitunter qualvolle Wochen zu investieren, wenn ich am Ende dadurch jahrzehntelang an Lebensqualität gewinnen kann. Trotz aller Schmerzen und Schwierigkeiten: Ich habe meine Entscheidung für die Therapie noch nie bereut. Außerdem denke ich, dass die Haltung, mit der wir etwas tun, das Ergebnis maßgeblich beeinflusst. Ich glaube fest an den Erfolg meiner Behandlung.

Ein anderer Tagungsteilnehmer sagt, er habe in seiner Praxis immer wieder erlebt, dass Patienten mit Suchterfahrungen oft besonders belastbar und leidensfähig seien und mit den Nebenwirkungen der Therapie verhältnismäßig gut zurechtkämen. Klingt nachvollziehbar, viele der Nebenwirkungen wie Schlaflosigkeit, Schwäche, Gliederschmerzen und Stimmungstiefs erinnern an vertraute Entzugssymptome. Letzten Endes sind die Nebenwirkungen einer Hepatitis-C-Behandlung tatsächlich mit einer stationären Drogentherapie vergleichbar – die Einschränkungen im Alltag zum Beispiel, der verringerte Handlungsspielraum und nicht zuletzt scheinbar banale Dinge wie der Verzicht auf Alkohol, Partys und ausschweifende Nächte aller Art.

Meine Erfahrungen mit Entzug und Drogentherapie helfen mir, da bin ich sicher. Ich habe gelernt, dass jedes Elend irgendwann vorübergeht, und vor allem, dass ich selbst etwas dafür tun kann, damit es vorübergeht. Dass es sich lohnt, durchzuhalten, weil mein Leben anschließend besser ist. Diese Erkenntnis macht vieles leichter.

Am Rande der Podiumsdiskussion berichten Suchtmediziner und Substitutionsärzte davon, mit welchen Schwierigkeiten sie bei ihrer Arbeit konfrontiert sind. Nicht nur im Kontakt mit abhängigen Patienten. Suchterkrankung, höre ich, spielt in der Ausbildung von Medizinern nur eine verschwindend kleine Rolle. Suchtmediziner werden häufig stigmatisiert und gelten bei ihren Kollegen oft als medizinischer Bodensatz. Die wenigsten Chefärzte möchten süchtige Patienten in größerer Zahl in ihrem Krankenhaus behandeln, weil Junkies das Gesamtbild stören und die zahlungskräftigen Privatpatienten vertreiben könnten. Sowohl unter Medizinern als auch in der Politik werde Sucht häufig nicht als Krankheit begriffen und Süchtige als Patienten zweiter Klasse angesehen. Mit ähnlichen Vorurteilen sehen sich häufig auch Ärzte konfrontiert, die Süchtige behandeln.

Am Abend treffe ich Erik, wir essen zusammen. Erik hat am Dienstagabend seine erste Interferonspritze bekommen. Die ersten drei Tage seiner voraussichtlich 24-wöchigen Behandlung hat er hinter sich. Die Nacht danach und der darauffolgende Tag, sagt er, seien fürchterlich gewesen. Er habe gespürt, wie seine Muskulatur sich verhärtet und verkrampft habe, nach drei oder vier Stunden seien Kopf- und Gliederschmerzen, Schüttelfrost gekommen. Schlafen sei fast unmöglich gewesen. »Jeden Tag«, sagt er, »fühlt sich mein Körper schwerer an, obwohl ich täglich an Gewicht verliere.« Donnerstag, beim Kampfsporttraining, sei er zum ersten Mal seit zehn Jahre bei einer Fallübung mit den Füßen schmerzhaft gegen eine Fensterbank gestoßen, seine Motorik sei gestört. Nächste Woche muss Erik ein mehrtägiges Seminar über Selbstbehauptung und soziale Kompetenz leiten, eine echte Herausforderung in seinem Zustand.

Erik machen vor allem die psychischen Nebenwirkungen der Therapie Sorgen. Depressive Stimmungen, fürchtet er, könnten einen Drogenrückfall nach sich ziehen. »Wenn ich depressiv werde, ist mir oft alles egal. Dann kommen Heroin und Kokain mir wieder bedrohlich nahe.« Vielleicht auch ein Grund dafür, dass sich Infizierte mit Suchterkrankung vor der Hepatitis-C-Behandlung scheuen. Nicht ganz zu Unrecht – Dr. Martin Schäfer, Chefarzt der Klinik für Psychiatrie, Psychotherapie und Suchtmedizin in Essen und Spezialist für die psychischen Nebenwirkungen einer Interferontherapie bei Hepatitis C, schreibt in seinem Buch, dass Drogenabhängige während der Behandlung um rund zehn Prozent anfälliger für Depressionen seien und besonders stark unter diesen Nebenwirkungen leiden. Psychische Nebenwirkungen stellen die häufigste Ursache für Therapieabbruch dar. Auch hier ist die Quote bei Suchtpatienten höher. Außerdem besteht die Möglichkeit, dass ehemalige Drogenabhängige auch nach langer Abstinenz unter der Belastung der Behandlung Suchtdruck entwickeln können. Für Schäfer sind wir Ex-Junkies die komplizierteste Patientengruppe »hinsichtlich Führung und Zuverlässigkeit während der Therapie«. Trotzdem hält er die Behandlung bei ehemaligen Drogenabhängigen oder Substituierten nicht für kontraindiziert, er empfiehlt allerdings eine engmaschige Betreuung. Neben der medizinischen ist also auch eine psychotherapeutische Begleitung wichtig. Manche Ärzte behandeln sogar heroinabhängige Patienten, die nicht substituiert werden, mit Interferon und Ribavirin.

Erik hat seine Therapie gut vorbereitet. Er setzt sich die wöchentliche Spritze am Dienstag, sonntags und montags gibt er Kampfsportunterricht, das möchte er so lange wie möglich beibehalten. Außerdem werden seine Kinder während der Woche weitgehend in Schule und Krippe versorgt, deshalb ist es an diesen Tagen einfacher für Erik, eine Auszeit zu nehmen. Am Wochenende ist das kaum machbar. Sein Arbeitgeber ist über die Behandlung informiert, er weiß, dass Erik möglicherweise länger ausfällt. Eriks Arbeit mit geistig Behinderten erfordert Stabilität und Belastbarkeit.

Neben seinem betreuenden Arzt konsultiert Erik zudem einen Psychotherapeuten. Und da seine Beziehung im Moment nicht sehr stabil ist, haben seine Freundin und er sich zu einer Paartherapie entschieden, unter anderem, um die Belastungen durch die Behandlung abzufangen. Schon vor Therapiebeginn haben Erik und seine Freundin darüber nachgedacht, sich zu trennen, die Beziehung wird in den kommenden Monaten nicht einfacher werden.

Seit einiger Zeit, sagt Erik, befinde sich sein Leben in einer Umbruchphase. Alles stehe auf dem Prüfstand: seine Beziehung, seine Arbeit, die ihn zunehmend weniger ausfüllt – ganz zu schweigen von der schlechten Bezahlung –, und seine Wohnsituation. Die ständigen Diskussionen und langwierigen Entscheidungsfindungen in seiner Wohngruppe nerven ihn schon seit einiger Zeit. Seine Freundin träumt von einem kleinen Häuschen am Stadtrand, eine Vorstellung, mit der Erik sich allerdings nur schwer anfreunden kann. So eine Vorstadtidylle passe nicht zu seinem Selbstbild, sagt er. Für ihn stehen anscheinend Weichenstellungen in großem Maße an.

Die Entscheidung für eine Hepatitis-C-Behandlung scheint oft in Phasen des Umbruchs und der Neuorientierung zu fallen oder sie anzustoßen. Wer so viel Zeit und Kraft in eine Behandlung und damit in seine Zukunft investiert, für den liegt es nahe, auch in anderen Lebensbereichen Bilanz zu ziehen und die Weichen neu zu stellen. Erik sagt, er sehe die Behandlung als eine Herausforderung. Er hat recht – die Therapie will nicht nur durchlitten sein, man kann die Erfahrung auch für sich nutzen. Sie bringt nicht nur in gesundheitlicher Hinsicht einen Gewinn: In den vergangenen Tagen hat Erik viel Zeit mit seinen Kindern verbracht. Da er zur Zeit krankgeschrieben ist und meist viel zu erschöpft, um das Haus zu verlassen, bleibt ihm endlich ausreichend Zeit dazu. Außerdem fühle er sich weniger getrieben als üblich, der eingeschränkte Handlungsspielraum, sagt er, erde ihn.

Meine 21. Spritze setze ich mir nach der Rückkehr aus Berlin, spät in der Nacht. In den Tagen, die folgen, zahle ich den Preis für die strapaziöse Reise: Ich bin völlig ausgebrannt, konzentriertes Arbeiten ist schier unmöglich. Ich fühle mich wie ein Kanarienvogel, dem man abends ein Handtuch über den Käfig wirft. Nur, dass in meinem Fall das Handtuch schon kurz nach dem Aufwachen fällt. Überhaupt ist mein Zustand irgendwie tierisch – ich haare wie ein Bernhardiner im Frühsommer und tapse durch die Wohnung wie ein Braunbär, dem der Winterschlaf verwehrt wird. Ohne die Spiele der Handballnationalmannschaft würde wohl gar kein Adrenalin durch meinen Körper fließen. Aber das ist in Ordnung so, ich habe mir die Tage von Verpflichtungen frei gehalten. Ein entspanntes Wochenende, untätig auf das Sofa gefläzt. Am Dienstag fühle ich mich wieder ziemlich menschlich. Normalität erscheint mir mittlerweile als ein hohes Gut – so ging es mir zuletzt nach meiner Entgiftung, als jeder Morgen, an dem ich ohne Entzugserscheinungen erwachte, ein guter Morgen war. Ich habe relativ gut geschlafen, die Nebenwirkungen halten sich in Grenzen – die Woche kann beginnen.

Woche zweiundzwanzig
Männer, Monster, Mutationen

»Ich kann es kaum erwarten«, sagt Bernd. Freitagnachmittag, wir sitzen in meiner Küche und trinken Kaffee. Bernd hat in der Mittagspause eine Urlaubsreise gebucht, eine Woche auf den Kanaren, zusammen mit Paul, in vier Wochen geht es los. Seit Monaten fühlt Bernd sich wieder häufig erschöpft, müde und depressiv, das kurze Energiehoch nach Ende der Behandlung im vergangenen Sommer war schnell verflogen. Den Gedanken, sein Antidepressivum wieder einzunehmen, hat er trotzdem verworfen.

»Die Therapie steckt mir immer noch in den Knochen«, sagt er. Bernd hatte nach der Behandlung keine Gelegenheit, sich zu regenerieren; wenige Tage nach der letzten Tablette war er wieder mitten drin im kräftezehrenden Arbeits- und Alltagsstress. »Ich hätte mir eine Auszeit nehmen, mich erholen sollen«, sagt er. »Das werde ich jetzt nachholen.« Ich sehe ihm seine Vorfreude an.

Meine Gefühle sind zwiespältiger. Ich werde Bernd und Paul begleiten, mein letzter Urlaub ist lange her. Dennoch: Ganz ungetrübt ist meine Freude nicht. Sicher, Sonne, Strand und Meer, eine Woche Entspannung ohne jede Verpflichtung, zusammen mit Bernd und Paul, das klingt reizvoll. Aber die Strapazen der Reise schrecken mich, der Flug, die Menschenmassen, und ich frage mich, ob ich mir so einen Urlaub leisten kann und darf. Meine Arbeitsfähigkeit ist zur Zeit oft stark eingeschränkt; da ich Freiberufler bin, gilt das Gleiche für meine Einkünfte. Und ein Urlaub stellt eine doppelte finanzielle Belastung dar – zu den Kosten, die für die Reise anfallen, kommt noch der Verdienstausfall. Egal, Anfang März werde ich mehr als die Hälfte meiner Behandlungszeit hinter mir haben, da darf ich mir eine kleine Belohnung gönnen.

Am Abend setze ich mir meine 22. Interferonspritze. Bernd stand zu diesem Zeitpunkt seiner Behandlung schon kurz vor deren Ende, da er mit dem Genotyp 3 infiziert war, galt für ihn eine Therapiedauer von 24 Wochen. Es ging ihm ziemlich dreckig damals, in der 19. Woche hatten sich juckende, gerötete Stellen auf seiner Haut gebildet, kurz darauf zeigten sich die ersten Pickel und Pusteln an Schulter und Hals, bedeckten dort beinahe die gesamte Haut. Das Jucken wurde so höllisch, dass es ihn um den Schlaf brachte, morgens hatte er sich wundgekratzt. Bald befiel der Juckreiz auch die Kopfhaut, hinter dem rechten Ohr bildete sich eine gelblich belegte, nässende Stelle. Schließlich begannen die Pickel am Hals und im Gesicht ebenfalls zu eitern und zu nässen. Bernd war deutlich abgemagert damals, er hatte seit Therapiebeginn 13 Kilo verloren und wog nur noch 68 Kilo bei einer Größe von 1,85 Meter. Er hätte einen Mutanten in einem Science-Fiction-Film spielen können oder einen pickeligen Teenager in der Tarantino-Version eines Clerasil-Werbespots. Oft bemerkte er selbst die Nässe in seinem Gesicht gar nicht, dann reichte ihm seine Freundin mit den Worten »Liebling, du tropfst« ein Papiertaschentuch.

Glücklicherweise hatte zu dieser Zeit die Wirkung des Antidepressivums schon eingesetzt, sonst hätte Bernd sich wohl nicht mehr auf die Straße getraut. Das Medikament hatten nicht nur seinen psychischen, sondern auch seinen körperlichen Zustand verbessert – Bernd war damals sogar zusammen mit Sophie für ein langes Wochenende in die Eifel gefahren und fühlte sich selbst einer mehrstündigen Wanderung gewachsen. »Superinfektion« attestierte der Hautarzt und riet Bernd zu Kortison. Da sein Körper durch

Interferon und Ribavirin schon stark belastet war und Bernd gerade erst eine schwere Angina mit Hilfe von Antibiotika auskuriert hatte, kam nur eine lokale Behandlung mit Kortisoncreme in Frage, dazu Antihistamine gegen den Juckreiz. Kortisontabletten, so der Arzt, seien während einer Hepatitis-C-Therapie nicht empfehlenswert.

Mehr oder weniger starke Reaktionen der Haut gehören zu den häufigeren Nebenwirkungen der Hepatitis-C-Behandlung, einige Leser haben mir in ihren Mails von ähnlichen Symptomen berichtet. Und von Alternativen in der Behandlung: Ein Leser hat sehr gute Erfahrungen mit kalt gepresstem Leinöl und Quark gemacht, innerlich und äußerlich angewendet, auch andere Hausmittel sollen helfen. Jochen, erzählt Bernd, wird in den letzten Wochen seiner Behandlung ebenfalls von juckendem Ausschlag geplagt, seine Beine habe er schon blutig gekratzt.

Ich habe diesbezüglich bisher Glück gehabt, abgesehen von den Rötungen im Gesicht und auf dem Oberkörper, die nach der wöchentlichen Spritze auftreten und in der Regel nach einigen Tagen wieder verschwinden, und rotblauen Flecken an den Einstichstellen am Bauch bin ich von Hautirritationen verschont geblieben. Bernd dagegen hat die volle Breitseite der Nebenwirkungen abbekommen. Kein Wunder, dass er urlaubsreif ist.

Samstag ruft Simone an. Langsam gelingt es ihr, ein wenig zur Ruhe zu kommen, einen neuen Rhythmus und neue Beschäftigungen zu finden. Die Krankenkasse hat ihr eine vierwöchige Kur bewilligt, im März, nach dem Ende der Therapie. Im Anschluss an die Kur wird sie wohl mit einem neuen Job beginnen, die Verhandlungen laufen. Sie kann die Kur kaum erwarten, 45 Behandlungswochen hat Simone jetzt hinter sich, die Therapie hat sie ausgezehrt.

Zur Zeit ergeht es mir ähnlich. Meine Schlafstörungen haben wieder zugenommen, nachts ist oft eine Unruhe in meinem Körper, die mich immer wieder aus dem Bett zwingt, auf die Toilette, in die Küche, um etwas zu trinken oder zu essen. Ich schlafe sehr spät ein und träume schlecht. Dazu kommen Verdauungsstörungen, Durchfall und Sodbrennen. Tagsüber bin ich unkonzentriert und fahrig, zweimal habe ich mir heute einen Finger ins Auge gerammt. Mein Kopf dröhnt wie nach einem Motörhead-Konzert, meine Lippen sind permanent rau, rissig und spröde wie ein ausgetrocknetes Flussbett, egal wie viel Fett ich darauf schmiere. In meinem Mund und an meiner Zunge haben sich Entzündungen gebildet, nicht einmal das Essen macht mehr Spaß. Kurz gesagt – alles nervt. Ich bin oft ziemlich übellaunig, Linda und ich streiten wieder häufig. Der Streit und die Anspannung drücken meine Stimmung nur noch weiter in den Keller.

Ein Grund mehr, mich auf den Urlaub zu freuen – vielleicht tut Linda und mir eine zeitlich begrenzte räumliche Trennung gut. Für nächste Woche haben wir ein Paargespräch bei meinem Psychotherapeuten vereinbart.

Am Mittwoch geht es langsam aufwärts, die wunden Stellen im Mund habe ich erfolgreich mit desinfizierenden Spülungen behandelt, und seit ich abends vor dem Zubettgehen eine Tasse heißer Milch mit Honig trinke, schlafe ich auch wieder etwas besser. Vielleicht bilde ich mir den kausalen Zusammenhang auch nur ein, aber das ist egal. Das Ergebnis zählt.

Woche dreiundzwanzig
Ich bin Geburtstagsgeschenk und erlebe einen wunderbaren Augenblick

»Zweiundzwanzig«, sagt Simone. Seit ihrer 44. Interferonspritze am vergangenen Wochenende zählt sie rückwärts. »Noch 22 Tage, dann habe ich es endlich geschafft.« Jetzt, am Ende ihrer Hepatitis-C-Therapie, sagt sie, sei sie noch einmal an ihre Grenzen gestoßen. Sie habe es satt, sich ständig fremd zu fühlen, in ihrem Körper und in ihrem Kopf. Seit Wochen hat sie zudem einen metallischen Geschmack im Mund, der ihr das Essen verleidet. »Riecht man das?«, fragt sie mich besorgt. Die Angst vor Mundgeruch verunsichert sie. Ich kann sie beruhigen, kein Mundgeruch festzustellen.

Donnerstagnachmittag, am Freitag werde ich mir die 23. Spritze setzen. Das Ende meiner Behandlung ist noch 25 Wochen entfernt. Ich beneide Simone. Ich hänge in einer Art Zwischentief. Langsam, aber sicher zermürben mich die Nebenwirkungen; diese Symphonie aus Schlafmangel, Stimmungsschwankungen, Konzentrationsstörungen, Mattigkeit, Schwäche, Kopf- und Gliederschmerzen, Sodbrennen und Durchfall. Zudem sind meine Nasenschleimhäute seit einigen Wochen ständig wund, gereizt und bluten. Möglicherweise eine Reaktion auf Pollenflug, ich bin allergisch gegen Frühblüher. Allerdings ist Anfang Februar selbst für Hasel- und Birkenblüte ungewöhnlich früh. Mein Arzt sagt, es könne sich auch um eine Herpesinfektion handeln, begünstigt durch die Medikamente.

Einzeln genommen sind die Nebenwirkungen kein allzu großes Problem, in stetem Wechsel und in der Kombination schon. An die 25 Wochen Therapie, die noch vor mir liegen, mag ich nicht denken. Obwohl die ersten 22 Wochen rückblickend betrachtet eigentlich ganz in Ordnung waren: Sie gingen ziemlich schnell vorüber, und meist ist es mir gut gelungen, mich mit den Einschränkungen, die die Behandlung mit sich bringt, zu arrangieren. Trotzdem – die vor mir liegenden Wochen machen mir Angst. Ich werde mir mit dem Rückwärtszählen noch etwas Zeit lassen.

Am Abend kommt Linda wohlig erschöpft von ihrem Yogakurs zurück. Mir ist, als könne ich das Endorphin in ihren Augen leuchten sehen. Ich beneide sie. Der Sport fehlt mir, die Ausgeglichenheit danach, der leichte Muskelkater, diese besondere Art der Erschöpfung, die gleichzeitig neue Energie verleiht. Dieses ganz unmittelbare Sich-Selbst-Spüren. Ein Körpergefühl, auf das ich seit Monaten verzichten muss.

Am Freitagabend ruft Erik an. Am Dienstag hat er sich die dritte Spritze gesetzt. Noch gelingt es ihm, sein Kampfsporttraining beizubehalten. Allerdings muss Erik auch weniger Tabletten schlucken: Seine Ärztin hat ihn in den ersten Wochen auf zweimal 400 Milligramm Ribavirin eingestellt, ich nehme zweimal 600 Milligramm, die Höchstdosis. Die Dosierung ist gewichtsabhängig, da Erik und ich beide um die 80 Kilo wiegen, bin ich erstaunt über die unterschiedliche Verordnung. Erik sagt, seine Ärztin habe sich entschieden, mit der geringeren Dosis zu beginnen und diese nach vier Wochen zu erhöhen, wenn Erik mit dem Medikament zurechtkommt. Mein Arzt bevorzugt den umgekehrten Weg – volle Dosis und erst reduzieren, wenn es gar nicht anders geht. Allerdings ist die Dosierung auch abhängig vom Hepatitis-C-Genotyp. Eriks Typ 2 erfordert grundsätzlich eine geringere Dosis des Medikaments. Irgendwie beneide ich im Moment jeden. Kein gutes Gefühl, ich sollte damit aufhören.

Am Samstag sitze ich im Zug. Normalerweise vermeide ich es, an den Tagen nach der Spritze die Wohnung zu verlassen. Am Wochenende zwingen mich die Medikamente noch stärker in die Knie als im Alltag. Aber Kiara feiert am Abend ihren 18. Geburtstag, ich möchte sie mit meinem Besuch überraschen.

Dieses Mal verläuft die Reise sogar recht angenehm, trotz der bahnüblichen Verspätung von 45 Minuten: Ich habe ein Abteil für mich allein, kann die Beine ausstrecken, draußen ziehen verschneite Landschaften vorüber, ich lese Zeitschriften und Comics und die Zufallswiedergabe meines iPods wählt genau die richtigen Lieder. Beinahe wie zu Hause auf der Couch.

Die Zugfahrt wird zu einer Reise in die Vergangenheit, vor allem die letzte Dreiviertelstunde in der Regionalbahn von Düsseldorf nach Erkelenz. Kiara wird 18, unvorstellbar. Es scheint mir noch nicht allzu lange her, dass ich so alt war und hier lebte. Manchmal wünsche ich mir, ich könnte in die Vergangenheit reisen und den 18-jährigen Jörg treffen. Sehen, was er tut, hören und begreifen, was ihn umtreibt, genauer, als es die Erinnerung ermöglicht. Erleben, wie er mit dem kleinen Mädchen umgeht, das ihn damals am Leben erhalten hat und heute volljährig wird.

Ich erinnere mich an Kiaras Geburt, ihre ersten Schritte. Und an die letzten Jahre – den oft heftigen Streit, den sie mit ihrer Mutter ausgefochten hat, ihre Probleme in der Schule, die wechselnden Freunde, ihre Knieverletzung, die sie sich beim Reiten zugezogen hat. Im Vergleich zu den Kapriolen, die ich als Teenager geschlagen habe, können ihre Mutter Corinna und ich über Kiaras Entwicklung sehr glücklich sein. Corinna scheint eine Menge richtig gemacht zu haben.

Kiara ist fassungslos, sie weint vor Freude, als ich in der Tür stehe, und möchte mich gar nicht mehr loslassen. Die Überraschung ist geglückt. Ein wunderbares Gefühl, einer der schönsten Momente seit langer Zeit. Er ist die fünfstündige Zugfahrt allemal wert. Auch wenn ich nur eine knappe Stunde auf Kiaras Geburtstagsfeier durchhalte.

Am Sonntag bin ich bei meinem Bruder zum Frühstück eingeladen. Ich fühle mich halbwegs fit, trotz der Reise, und spiele mit meinem Neffen. Ungefähr zwanzig Minuten, nachdem ich meine Tabletten genommen habe, drückt mich die Schwerkraft nieder. Ich muss mich setzen, komme kaum vom Sofa hoch. Zur Zeit setzt mir gerade das Ribavirin besonders zu. Eigentlich hatte ich gehofft, so viel Gewicht zu verlieren, dass ich meine Dosis irgendwann reduzieren könnte. Alle meine Freunde haben im Laufe ihrer Therapie mehr als zehn Kilo verloren. Ich wog bei Behandlungsbeginn 81 Kilo, nach wenigen Wochen hatte ich schon vier Kilo abgenommen. Wiege ich weniger als 75 Kilo, kann ich reduzieren. Aber daraus wird wohl nichts, mein Gewicht hat sich bei 78 Kilo eingependelt, Tendenz eher steigend. Wahrscheinlich aufgrund des Heißhungers auf Süßes, den Doxepin, das ich gegen meine Schlafstörungen und Stimmungsschwankungen einnehme, bei mir auslöst. Ziemlich fies: Die einzige angenehme Nebenwirkung der Behandlung bleibt mir verwehrt.

Vielleicht sollte ich versuchen, meine Ernährung umzustellen. Einige Kilo abnehmen, dann darf ich die Dosierung verringern. Allerdings bin ich froh, im Gegensatz zu meinen Freunden den Appetit während der Behandlung nicht verloren zu haben. Ohne Sport, ohne Konzerte, ohne Kickern und ohne das eine oder andere Bier bleibt mir nicht allzu viel an Genuss. Soll ich mir da auch noch die Schokolade verbieten?

Dienstag. Nach meiner monatlichen Blutentnahme sind meine Arme ziemlich zerstochen. Die Arzthelferin hatte Probleme, eine geeignete Vene zu finden. Mein Arzt sagt, ohne Gewichtsverlust sei eine Reduzierung der Ribavirindosis nicht zu empfehlen. Außerdem seien meine Blutfettwerte leicht erhöht, eine Nahrungsumstellung sei ratsam. Eventuell wäre es sinnvoll, das Antidepressivum gegen ein anderes Präparat auszutauschen.

Am Mittwoch bekomme ich eine Mail von der Präsidentin der European Liver Patients Association (ELPA). Die Gesellschaft möchte eine Anhörung zum Thema Hepatitis C im EU-Parlament durchsetzen. Damit wollen die Aktivisten erreichen, dass der Krankheitserreger, von dem europaweit ca. zwölf Millionen Menschen infiziert sind, als ein dringliches, die öffentliche Gesundheit bedrohendes Problem wahrgenommen wird. Den Mitgliedern des Parlaments liegt eine schriftliche Erklärung der ELPA vor. Wenn die Hälfte der Abgeordneten bis zum 15. März unterschreibt, findet das Hearing statt. Jeder, dem das Thema Hepatitis C wichtig erscheint, soll seinen zuständigen Europaabgeordneten zur Unterschrift auffordern. Die Adressen der Abgeordneten sind auf der Seite des Deutschen Hepatitis-C-Forum e.V. zu finden. Eine gute Idee, denke ich.

Woche vierundzwanzig

Ich werde Mulch, und meine Freundin flieht vor mir

Langsam, sagt Erik am Telefon, gehe es spürbar abwärts mit ihm. Es ist Donnerstagnachmittag, seit Dienstagabend rauscht die vierte Interferondosis durch Eriks Körper. In der Nacht auf Mittwoch haben ihn das Herzrasen, das Schwitzen und die Mundtrockenheit um den Schlaf gebracht. Die Tage danach waren nicht viel besser.

»Ich muss mein Leben umstellen«, sagt er. »Vor allem, was den Sport betrifft.« Zusätzlich zum Kampfkunsttraining boxt und joggt Erik bisher regelmäßig. Mit Hilfe des Sports könne er Stress abbauen und die Belastungen des Alltags kompensieren, sagt er. Joggen und boxen ginge jetzt aber leider nicht mehr. »Stattdessen fahre ich viel Fahrrad oder gehe spazieren.« Ohne Bewegung sei er unausgeglichen und finde keinen Schlaf. Bis zu seinem wöchentlichen Hapkido-Unterricht am Sonntag und Montag, sagt er, habe sein Körper das Interferon halbwegs verarbeitet. Dieser sportliche Ausgleich bleibt ihm noch.

Bei mir hält der Abwärtstrend der vergangenen Wochen ebenfalls an, leider. Müde, lustlos und meist übellaunig schleppe ich mich durch die Tage. An Sport ist nicht zu denken. Die Ergebnisse meiner monatlichen Blutuntersuchung passen dazu – ein Leberwert ist leicht erhöht, zum ersten Mal seit Beginn der Therapie.

»Nicht weiter tragisch«, sagt mein Arzt. Der Grenzwert sei nur minimal überschritten, möglicherweise nur eine Reaktion der Leber auf die Medikamente. Trotzdem beunruhigend, seit Tagen spüre ich außerdem einen dauerhaften leichten Druckschmerz in der Leberregion. Das sei nicht außergewöhnlich und kein Anlass zur Beunruhigung, sagt mein Arzt. Auch Simone beruhigt mich. Sie leidet seit Beginn ihrer Hepatitis-C-Behandlung ebenfalls häufig unter Leberschmerzen. Obwohl das Lebergewebe selbst nicht über Schmerzrezeptoren verfügt, hat ihr der behandelnde Arzt damals erklärt, würde das umgebende Bindegewebe auf die Belastungen der Leber reagieren. Während der Behandlung völlig normal.

Am Abend haben Linda und ich einen Termin für ein Paargespräch bei meinem Psychotherapeuten. Auch Linda macht gerade eine schwierige Zeit durch, sie ist unzufrieden mit ihrem Job und im Sommer droht ihr 30. Geburtstag. Wir sind beide empfindlich und reizbar, reagieren oft über. Alle ungelösten Konflikte der vergangenen Jahre brechen mit ungewohnter Wucht auf, keiner lenkt ein oder gibt nach. Seit Wochen ist die Stimmung angespannt, unser Beziehungsalltag geprägt von Streit und Groll, für Zärtlichkeit und Nähe bleibt kaum Platz. Zudem schlafen wir häufig in getrennten Zimmern, selbst die gemeinsam verbrachten Nächte hatten zuletzt statt zu Nähe nur zu Verstimmung geführt: Meine Nasenschleimhaut ist entzündet, mein Mund durch die Medikamente ausgetrocknet. Außerdem schlafe ich häufig auf dem Rücken ein, warum auch immer. Die Folge: Ich schnarche oft und laut und störe Lindas Schlaf.

Die Situation setzt uns beiden zu, ich denke, darin liegt der Hauptgrund für meine düstere Stimmung. Eine Beziehung gehört wohl tatsächlich nicht nur zu den wichtigsten, sondern auch zu den kompliziertesten Konstrukten, die der Mensch je ersonnen hat. Und eine Beziehung bedeutet eine Menge Arbeit. Das ist in Ordnung so, sie ist es wert. Nur fällt Linda und mir Beziehungsarbeit gerade ziemlich schwer, wir fühlen uns beide latent überlastet und suchen beim anderen mehr Halt, Unterstützung und Fürsorge, als der im Moment zu geben in der Lage ist.

Nach dem Therapiegespräch bin ich so erschöpft, dass meine Glieder schmerzen. Reden kann verdammt anstrengend sein. Mein Körper ist tonnenschwer, beim Treppensteigen zittern mir die Beine. Wie in Zeitlupe erklimme ich Stockwerk für Stockwerk. So ähnlich müssen sich Delinquenten auf den Stufen zum Schafott gefühlt haben. Nur, dass mich am Ende der Treppe Entspannung statt Enthauptung erwartet. Zumindest körperlich – die Spannungen zwischen Linda und mir konnte das erste Therapiegespräch noch nicht lösen, mehr als ein etwas distanzierter und irgendwie angestrengter Waffenstillstand ist im Augenblick nicht drin.

Am Freitagabend setze ich mir die 24. Spritze. Später ruft Erik an. Auch in seiner Beziehung kracht es gerade gewaltig. »Wenn wir keine Kinder hätten«, sagt er, »wäre ich heute ausgezogen.« Alle Streitpunkte und Verletzungen der Vergangenheit werden an die Oberfläche geschwemmt, und er ist nicht in der Lage nachzugeben, vor allem an den Tagen nach der Spritze. »Bei jedem falschen Wort, jedem komischen Blick gehe ich hoch.« Kein Wunder, dass viele Patienten nach der Hepatitis-C-Therapie zwar virenfrei sind, aber auch ohne Partner dastehen.

Am Samstag nach dem Einkaufen fühle ich mich wie der Wolf im Märchen – ich schleppe mich die Straße entlang und die Treppe hinauf, als wäre mein Bauch mit Wackersteinen gefüllt, in meinem Magen rumort es. Linda empfiehlt mir grüne Heilerde. Ein unangenehmes Zeug, es knirscht zwischen den Zähnen, aber es ist einen Versuch wert. Und tatsächlich legt sich der Aufruhr in meinem Magen.

In der Nacht reißen mich rasende Kopfschmerzen aus einem flachen Schlaf. Nach einer Ibuprofentablette verschwinden die Schmerzen, aber ich finde keinen Schlaf mehr. Am Sonntag fühle ich mich wie Mulch. Es ist, als hätte jemand meinen Körper mitsamt Gehirn in einem Häcksler geschreddert. Ich friere, eine Gänsehaut bedeckt meinen gesamten Körper – kleine Nadelstiche, die unter die Haut gehen, als sei ich in das Nadelkissen eines Fakirs eingerollt. Ich flüchte in die heiße Badewanne. Die Hitze lässt meinen Puls rasen, jeder Herzschlag dröhnt in meinem Kopf, laut und bedrohlich wie in einem Horrorfilm.

Am Montag fühle ich mich wieder besser, endlich. Auch, weil Linda und ich uns langsam wieder näherkommen. Wir haben lange geredet, ganz ruhig, ohne Streit. Keiner von uns möchte die Beziehung aufgeben, wie wissen beide um unsere Fehler. Obwohl wir von einer Lösung unseres Problems noch weit entfernt sind, den Anfang haben wir gemacht. Ein gutes Gefühl. Ich kann ihre Nähe wieder genießen, endlich. Den Sonntag haben wir zusammen verbracht, gekocht, ferngesehen, wie ich solche Tage vermisst habe! Am Dienstag ruft Erik an. Auch bei ihm weichen die Fronten im Beziehungskampf ein wenig auf, Gott sei Dank.

Woche fünfundzwanzig
Herpes, Bergfest, Angst vor einem Tumor und eine prominente Infizierte

»Montag ist der Tag der Wahrheit«, sagt Bernd. Seit Ende seiner Therapie im Sommer ist ein halbes Jahr vergangen. Am Montag wird er wissen, ob die Behandlung erfolgreich war. Ein Patient gilt als geheilt, wenn das Virus sechs Monate nach der letzten Spritze im Blut nicht mehr nachweisbar ist. Bei ungefähr 20 Prozent der Erkrankten ist das Virus nicht dauerhaft eliminiert, obwohl es während der Behandlung nicht mehr nachweisbar war. Dann bleibt die Möglichkeit einer erneuten Therapie, die allerdings länger dauert. »Ich weiß nicht, was ich tue, wenn das Virus wieder da ist«, sagt Bernd. »Ich denke, in absehbarer Zeit werde ich mir die Strapazen der Therapie nicht wieder zumuten.« Bernd haben die Nebenwirkungen der Medikamente, vor allem die Depressionen, während seiner Behandlung besonders hart erwischt. Es gab Momente, in denen er fest entschlossen war, die Behandlung abzubrechen.

Es ist Donnerstagabend, Bernd, Sophie und ich sitzen in einem thailändischen Restaurant. Donnerstag, der Tag vor meiner Interferonspritze, ist meist einer der besseren Tage. Die Nebenwirkungen der Medikamente lasten weniger schwer auf mir. Ich habe eine gute Woche hinter mir, ich schlafe wieder besser, meine düstere Stimmung ist verflogen, Linda und ich finden langsam wieder zueinander, in zehn Tagen beginnt mein Urlaub, und der Herpes in meiner Nase heilt langsam ab. So kann es weitergehen.

Bernd erzählt von einer Herpesinfektion am linken Nasenloch im letzten Monat seiner Therapie. Der Herpes breitete sich schnell aus, bald war Bernds gesamte linke Gesichtshälfte leicht geschwollen und taub. Bernd rief damals den Notarzt, er hatte gehört, Taubheit im Gesicht sei ein Hinweis auf einen Schlaganfall. Der Arzt konnte ihn beruhigen, es sei nur ein Herpes. Tagelang fühlte Bernd sich wie ein Aussätziger und verließ seine Wohnung nicht. Verständlich, dass er die Behandlung ungern wiederholen möchte.

Heute ist die erste Hälfte meiner Therapie vorüber. Bergfest, ab jetzt liegen weniger Tage vor mir als hinter mir. Ein gutes Gefühl. Im September vergangenen Jahres habe ich meine Behandlung begonnen. Viele meiner damaligen Befürchtungen sind wahr geworden, trotzdem, unterm Strich war das Ganze bisher gut zu bewältigen. Den Rest werde ich auch noch hinter mich bringen, ganz bestimmt! Allerdings – wäre meine Viruslast nicht kurz vor Therapiebeginn von 500 000 auf zehn Millionen hochgeschnellt, meine Behandlung wäre heute abgeschlossen. Egal, nicht darüber nachdenken.

Freitagabend schrillt die Warnsirene in meinem Kopf. Ich habe mir zu viel zugemutet: mittags Kino, nachmittags einkaufen und ein Frisörbesuch. Anschließend dröhnt mein Schädel, die Muskeln in meinen Armen und Beinen schmerzen. Am Abend die 25. Spritze. Kurz darauf kommt Georg. Er ist aus dem Rheinland angereist und verbringt das Wochenende bei uns. Am Samstag wird er nach Heiligenhafen fahren, ans Grab seiner Eltern. Diese Reise unternimmt er jedes Jahr.

Vor einigen Wochen hat sein Arzt einen Knoten in Georgs Schilddrüse festgestellt. Es besteht die Möglichkeit, dass es sich um Krebs handelt. Georg wartet noch auf die Ergebnisse der nuklearmedizinischen Untersuchung. Er ist ein wenig nervös. Georgs Schilddrüsenprobleme haben vor vier Jahren begonnen, nachdem er die Hepatitis-C-Therapie beendet hatte. Damals wurde eine Schilddrüsenunterfunktion festgestellt, nach Ansicht seines Arztes möglicherweise durch die Hepatitis-Behandlung ausgelöst. Keine große Sache,

Georg muss nur regelmäßig ein Medikament schlucken. Jetzt also der Knoten. Auch wenn die Wahrscheinlichkeit einer Krebserkrankung nicht hoch sei, sagt er, beunruhigend sei es schon.

Samstagnachmittag ruft Simone an. In der vergangenen Woche, sagt sie, habe sie häufig aus nichtigem Anlass Wutanfälle bekommen. Wenn ihre Schere nicht scharf genug ist und beim Nähen nicht sofort den Faden durchtrennt, steigt in ihr heftiger Groll auf, der Impuls, alles an die Wand zu werfen. »Aber ich beherrsche mich, wie immer«, sagt sie und klingt etwas resigniert. »Ich bin mir oft nicht sicher, ob das so gut ist. Vielleicht sollte ich meinen Ärger und meine Frustration häufiger rauslassen.« Vielleicht hat sie recht, Simone ist stets um Fassung und Selbstkontrolle bemüht, häufig ist sie sehr streng mit sich selbst und verzeiht sich eine wie auch immer geartete Schwäche nur schwer. Möglich, dass ein gelassenerer Umgang mit sich selbst ihr das Leben erleichtern würde.

Lange muss Simone sich nicht mehr zusammenreißen. Heute hat sie sich ihre letzte Interferonspritze gesetzt, noch eine Woche Tablettenschlucken, dann ist ihre Behandlung beendet. Zur Feier des Tages hat sie sich eine Flasche teuren Weins gekauft.

Am Abend spielen Linda, Georg und ich Karten. Je länger das Spiel dauert, desto schlechter spiele ich. Irgendwann flirren die Karten nur noch vor meinen Augen. Zum Glück hat Linda einen Pechtag, sie spielt noch schlechter als ich. Ich hasse es zu verlieren.

Am Montag merke ich, ich habe mir in den Tagen zuvor zu viel zugemutet, mir fehlt ein Ruhetag, mindestens. Arbeiten ist völlig unmöglich. Sobald ich eine Worddatei öffne, schaltet mein Gehirn ab.

Eine Leserin macht mich darauf aufmerksam, dass Anita Roddick, die 64-jährige Tier- und Menschenrechtsaktivistin und Gründerin der Body-Shop-Kette, auf ihrer Homepage von ihrer Hepatitis-C-Infektion berichtet. Bei einer Routineuntersuchung vor wenigen Wochen war das Virus nachgewiesen worden. Roddick vermutet, sich bei einer Bluttransfusion vor dreißig Jahren infiziert zu haben. Und wundert sich, dass der britischen Regierung eine Kampagne für das digitale Fernsehen vierzig Millionen Pfund wert war, die Aufklärung über Hepatitis C dagegen nicht mehr als drei Millionen. In England, schreibt sie, wisse gerade mal jeder zehnte Infizierte von seiner Erkrankung. Vielleicht tragen die Schicksale Prominenter tatsächlich dazu bei, die Krankheit stärker in den Fokus der Öffentlichkeit zu rücken.

Am Nachmittag kommen gute Nachrichten: Bernds Virus ist nicht mehr feststellbar, die Krankheit wohl überwunden. Und Georgs Knoten in der Schilddrüse ist gutartig. Na also.

Abends sitze ich vor dem Fernseher, mein Gehirn ist im Stand-by-Modus, die Bilder und Töne rauschen an mir vorüber. Das Programm versendet sich, ohne Spuren zu hinterlassen. Irgendwie sogar ganz angenehm, dieser Zustand.

Woche sechsundzwanzig
Charterflug-Fegefeuer und Urlaubsparadies

Bei einer Pauschalreise ist das Ziel das Ziel, definitiv. Der Weg ist eher ein notwendiges Übel. Die Reise selbst, die schier endlosen Stunden in Terminal, Flieger und Bus, in unbequemen Sitzen, eingepfercht zwischen Horden von wahlweise gereizten oder alkoholisiert-aufgekratzten und leider manchmal auch unangenehm riechenden Menschen, müssen ertragen werden. Ich bin umzingelt von maulenden Kindern und feuchtfröhlich lamentierenden Männern und Frauen in einheitlich bedruckten, ziemlich hässlichen T-Shirts. Einige der Männer tragen nicht minder hässliche Hüte auf dem Kopf. Die Frau im Sitz vor mir ist stark geschminkt und hat ein penetrant riechendes Parfum aufgelegt, ungefähr einen Eimer voll. Ich werde attackiert von Gerüchen und Geräuschen. Pauschalreisen sind nicht unbedingt die beste Gelegenheit, die menschliche Rasse lieben zu lernen. Gar nicht so einfach, Gelassenheit zu bewahren, vor allem, wenn 180 Mikrogramm Peginterferon und 1200 Milligramm Ribavirin Körper und Geist belasten und alle inneren Schutzwälle dünn wie Pergamentpapier sind.

Meine Probleme beginnen schon vor dem Start: Am Freitagabend habe ich mir meine 26. Spritze gesetzt. Am Sonntag fange ich an zu packen. Kein leichtes Unterfangen, zur Zeit ist mein Kreislauf ziemlich angeschlagen, vor allem an den Tagen nach der Spritze. Jedes noch so kurze Bücken und anschließende Wiederaufrichten macht mich schwindeln. Eine Reisetasche zu packen, fällt mir auf, besteht aus einer ständigen Folge von Bücken und Aufrichten. Mir ist konstant schwindelig, ich torkele durch die Wohnung wie besoffen. Dazu kommen meine Konzentrationsstörungen und die Nervosität. Habe ich nichts vergessen? Sind alle Medikamente eingepackt? Und vor allem – wie werden die Sicherheitsbeamten am Flughafen auf meine Medikamententasche reagieren? Schließlich ist all das, was ich im Handgepäck mit mir führe, an Bord verboten: Flüssigkeit, fünf Milliliter Interferon und drei Kühlakkus, schließlich muss die Injektionslösung dauerhaft gekühlt werden, und nicht zuletzt die Injektionsnadel. Zwar hat mein Arzt mir ein Attest ausgestellt, sogar mehrsprachig, aber ich habe trotzdem Angst, es könnte Schwierigkeiten geben. Außerdem frage ich mich, ob die Kühlakkus die rund neunstündige Reise durchhalten werden.

Meine Befürchtungen erweisen sich als unbegründet: Der Security Check verläuft problemlos, immerhin. Dennoch, die Reise stresst mich. Bernd geht es auch nicht viel besser, er laboriert noch an einer schweren Erkältung und steht unter Antibiotika. Paul langweilt sich. Während des Bustransfers hört er Musik auf seinem MP3-Player und singt halblaut mit. Bernd und ich raten, welche Lieder wohl gerade laufen. Gar nicht so einfach, aus dem Gemurmel schlau zu werden.

Der Erfolg seiner Hepatitis-C-Behandlung, sagt Bernd, habe ihm völlig neue Perspektiven eröffnet. »Zum ersten Mal in meinem Leben sehe ich für mich die Möglichkeit, achtzig Jahre alt zu werden und ganz normal an Altersschwäche zu sterben«, sagt er. In seiner Junkiezeit hat Bernd, wie die meisten von uns, nicht daran geglaubt, älter als dreißig zu werden. Später war er davon ausgegangen, dass das Hepatitis-C-Virus ihn mit ungefähr fünfzig dahinraffen würde. Erwähnte ich schon, dass Bernd mitunter zum Schwarzsehen neigt? In den Tagen vor unserem Abflug hat er sich in das Horrorszenario verstiegen, das Antibiotikum wirke nicht rechtzeitig, seine Erkältung verschlimmere sich,

Paul stecke sich ebenfalls an und die Reise werde damit unmöglich. Manchmal fantasiert Bernd sich sein Leben ganz schön schwer.

Nach der Ankunft in meinem Apartment auf Fuerteventura am Montagabend ist das Interferon noch gut gekühlt, die Akkus haben nicht schlapp gemacht. Schnell in den Kühlschrank damit. Auch ich habe die Reise mehr oder weniger unbeschadet überstanden. Jetzt kann der Urlaub beginnen. Mein iPod spielt Ginger, »I am on solid ground«, ich summe mit.

Am Dienstagmorgen strahlt die Sonne. Vereinzelte weiße Wölkchen flocken wie Milchschaum an einem leuchtendblauen Himmel, die Wipfel der Palmen wiegen sich im Wind. Von meiner Terrasse aus reicht der Blick weit auf das Meer, wo Windsurfer ihre Bahnen ziehen. Ich liebe die kanarischen Inseln, den oft heftigen, kühlen Wind, der die Sonnenhitze von der Haut weht, die raue, kalte See. Ich mag sogar die hin und wieder auftretenden schweren Stürme und Unwetter. Ein Klima, das gleichzeitig warm und freundlich ist und wild und rau. Auf Gomera, einer beschaulichen Nachbarinsel, sind große Teile meiner beiden Bücher entstanden, und auf La Palma, einer anderen Kanareninsel, bin ich vor fünf Jahren beinahe ertrunken. Aber das ist eine andere Geschichte.

Heute ist das Meer mein Freund, mehr denn je. Das Salzwasser trägt mich, nimmt alle Last von mir, die meinen Körper seit Beginn der Behandlung niederdrückt. Bewegung macht wieder Freude, Schwimmen ist besser als Gehen und vor allem besser als Treppensteigen. Beachvolleyball dagegen ist keine so gute Idee. Meine Motorik funktioniert nicht. Ich stehe meist zu weit vor oder hinter dem Ball, und wenn ich ihn treffe, macht er selten, was er soll. Nach jedem Ballkontakt schwindelt mich, nach wenigen Minuten japse ich nach Luft, zudem knallt die Mittagssonne ziemlich heiß auf meinen Schädel. Nach nicht mal einer halben Stunde bin ich völlig erledigt. Ich flüchte mich in die kühlen, klaren Wellen und anschließend mit einem Buch unter den Sonnenschirm. So lässt es sich aushalten.

Am frühen Abend gerät Bernd in Panik. Sein Gesicht leuchtet hummerrot, außerdem ist ihm speiübel. Wahrscheinlich ist sein Zustand dem Zusammenspiel von Antibiotikum, viel Sonne und Bewegung geschuldet, keine große Sache eigentlich. Aber Bernd befürchtet einen schweren Sonnenstich oder lebensbedrohlichen Sonnenbrand. Wie gesagt, Bernd tendiert dazu, schwarzzusehen. Nach dem Abendessen ist die Rötung zurückgegangen und Bernd geht es wieder besser, ganz ohne Arzt.

Urlaub, so scheint es mir, ist auch während der Hepatitis-C-Therapie weniger anstrengend als Alltag. Obwohl ich mir größere körperliche Belastungen zumute als zu Hause, ist ein Teil meiner Dauererschöpfung von mir abgefallen. Sicher, ich bin weit davon entfernt, in Topform zu sein, aber ich taumele auch nicht ständig an meiner Belastungsgrenze entlang. Möglich, dass es am Meer, am Wind und an der Sonne liegt. Vielleicht killen zu Hause die vier Stockwerke, die ich mich mehrfach täglich hinaufwuchten muss, meine letzten Kraftreserven. Der Urlaub war eine sehr gute Idee. Danach können die restlichen 22 Behandlungswochen kommen.

Woche siebenundzwanzig

Heimweg mit Hindernissen und ein Todesfall

Es wäre auch zu schön gewesen. Am Ende einer wunderbar entspannten Urlaubswoche erwischen mich die Nebenwirkungen mit unerwarteter Wucht.

Freitagabend gegen 21 Uhr habe ich mir in meinem Apartment die 27. Interferonspritze gesetzt, zur gleichen Zeit hat Bernd an der Poolbar sein abendliches Bier bestellt. Ich hätte gern mit ihm getauscht. Er mit mir sicher nicht. Mein nächstes Bier ist noch rund fünf Monate entfernt. Gerade jetzt, in den milden Abendstunden am Strand, vermisse ich ein kühles Bier. Aber das ist ein eher unbedeutendes Problem, denn auch ohne Alkohol lässt sich so ein Urlaub wunderbar genießen. Und, wie es in einem Stück der zu Unrecht vergessenen niederländischen Band Bettie Serveert heißt – »No one ever said that life is fair«.

Am Samstag gönnt mir das freundliche Kanarenwetter eine Sonnenpause. Bedeckter Himmel, dazu ein leichter Wind, wunderbar erholsam, vor allem am Tag nach der Spritze. Am Abend, kurz vor dem Zubettgehen, geht es los. Mir wird übel. Krämpfe in Magen und Darm, Schweiß auf meiner Stirn. An den Tagen nach der Spritze plagen mich häufig Übelkeit und Durchfall, doch dieses Mal hat mich der Vater allen Durchfalls in den Klauen. Ich verbringe Stunden auf der Toilette, auf dem Weg zurück ins Bett muss ich mich an der Wand festhalten.

Am nächsten Morgen fühle ich mich wie entkernt. Jedes Quäntchen Energie und Kraft ist aus meinem Körper gespült. Trotz sechs Tabletten Immodium Akut, dem wirksamsten frei verkäuflichen Medikament, ist der Durchfall nicht besser geworden. Ich verbringe den Tag liegend, im Bett und auf dem Sofa, in einem merkwürdigen Dämmerzustand; von draußen wehen Kinderstimmen und Fetzen von Musik herein und weben sich in meine Wachträume. Sobald ich mich aufrichte, flimmert es vor meinen Augen. Bernd versorgt mich mit Mineralwasser, Bananen, Salzstangen, Cola und Keksen, nichts davon behält mein Körper lange bei sich. Am Montagabend, in ungefähr 24 Stunden geht unser Rückflug. Die Vorstellung, in diesem Zustand die neunstündige Heimreise antreten zu müssen, macht mir ernsthaft Sorgen.

Montagmorgen kann ich zumindest wieder stehen. Und solange ich nichts esse, gibt auch der Durchfall Ruhe. Am Flughafen erfahren wir, dass unser Flieger mehr als eine Stunde Verspätung hat. In Hamburg herrscht Nachtflugverbot, wenn es ganz dumm kommt, muss unser Flugzeug nach Hannover umgeleitet werden. Das würde weitere zwei Stunden Busfahrt bedeuten, ein Albtraum.

Doch das Schicksal ist auf meiner Seite – wir werden kurz vor Mitternacht in Hamburg landen, und im Flugzeug bekomme ich den Platz ganz hinten, direkt vor den Toiletten. Ein unschätzbarer logistischer Vorteil, wenn sich nach der Bordmahlzeit die Karawane in Richtung Klo aufmacht, sitze ich schon da. Trotzdem ist die Reise ungeheuer anstrengend. Alle Ablenkungsversuche scheitern, Lesen ist unmöglich, die Buchstaben verschwimmen vor meinen Augen. Der Fluglärm übertönt meinen iPod, und im Bordfernsehen läuft ein unsäglich dämlicher Film mit der Skandalschnepfe Lindsay Lohan.

Gegen ein Uhr nachts stehe ich vor unserer Haustür, niemand reagiert auf mein Klingeln. Nach der Landung habe ich Linda angerufen und sie gebeten, mir mit dem Gepäck zu helfen. Ungefähr eine Dreiviertelstunde ist das her. Wieso kommt sie mir nicht zu Hilfe? Ich quäle mich mit meinen

Taschen die Treppen hinauf. Nach jedem Stockwerk brauche ich eine Pause von mehreren Minuten, ich japse nach Luft und sehe Sterne. In meiner Wohnung angekommen, reißt mich die Erschöpfung endgültig von den wackligen Beinen, ich falle in einen Sessel. Linda taumelt verschlafen aus ihrem Zimmer. Sie ist nach unserem Telefonat wieder eingeschlafen. Außerdem riecht sie nach Wein, sie ist angetrunken.

Was ist das für ein Empfang? Wir haben uns mehr als eine Woche nicht gesehen, sie weiß, wie mies es mir geht. Ich fühle mich im Stich gelassen. Noch deutlicher hätte sie mir kaum zeigen können, wie egal ich ihr bin, wie wenig sie mein Zustand schert. Zumindest fühlt es sich für mich so an. Ich bin wütend und verletzt, will ihre Erklärungen nicht hören. Es ist mir egal, ob sie einen anstrengenden Arbeitstag hinter sich hat oder ob meine bevorstehende Rückkehr in ihr Angst vor weiteren Wochen voller Streit geweckt hat. Ich will nichts davon hören, wenn sie schon nicht für mich da sein kann, dann soll sie mich in Ruhe lassen. Ich bin froh, als sie beleidigt in ihrem Zimmer verschwindet.

Auf meinem Anrufbeantworter ist eine Nachricht von Simone. Oliver ist tot, Mittwoch findet die Trauerfeier statt. Als Simone und ich vor rund 15 Jahren mit Kampfkunsttraining begonnen haben, war Oliver unser Lehrer. Er war nur wenige Jahre älter als wir, ein besonnener, freundlicher Mensch, wir mochten ihn sehr. Ende der Neunziger wurde bei Oliver Multiple Sklerose diagnostiziert, die Symptome wurden stärker, er musste den Kampfsport aufgeben und statt dessen in den folgenden Jahren um Normalität ringen, um jede Bewegung, jedes Wort.

Oliver ist tot. Der Satz hallt in meinem Kopf. Wirklich begreifen kann ich die Nachricht noch nicht. Ich war auf vielen Beerdigungen. Meine Großeltern, Lindas Opa und ein halbes Dutzend meiner Freunde und Freundinnen sind in den vergangenen zwei Jahrzehnten gestorben. Trotzdem, an den Tod werde ich mich wohl nie gewöhnen.

Merkwürdigerweise lenkt mich die Nachricht von meinem eigenen Elend ab, von meiner Wut auf Linda. Mit einem Mal fühle ich mich nicht mehr ganz so schlecht. Ich lebe. Und wenn diese Behandlung mit all ihren Nebenwirkungen dazu beiträgt, dass das noch ein paar Jahrzehnte so bleibt, ist alles gut.

Woche achtundzwanzig
Ich werde Spielzeughase, und ein Monster erwacht

Sogar mein Puls ist träge. Donnerstagmorgen, die monatliche Blutuntersuchung ist fällig. Zähflüssig und wie in Zeitlupe tröpfelt mein Blut in die Kanüle. Wahrscheinlich liegt es daran, das die Vene sehr dünn ist oder die Nadel nicht exakt sitzt. Blutentnahmen erfordern eine Menge Fingerspitzengefühl und etwas Glück, meine Venen sind durch jahrelangen intravenösen Drogenkonsum ziemlich ramponiert, sie erholen sich nur langsam. Bis vor zwei Jahren waren Blutentnahmen nur aus meiner Halsvene möglich. Die Zähflüssigkeit meines Blutes passt zu meinem Gesamtzustand. Der Durchfall, der mich tagelang ausgehöhlt hat, ist vorüber, aber die Erschöpfung ist geblieben. Mein Leben fließt nicht, es tröpfelt. Ich fühle mich wie der Spielzeughase aus der Duracel-Werbung – der mit den billigen Batterien, der schon nach kurzer Zeit mit einem letzten, mitleiderregenden Zucken und hängenden Ohren stehen bleibt.

Zu Hause angekommen, zittern mir die Beine. Die Terrortreppe in den vierten Stock hat mir wieder mal den Rest gegeben. Ich friere, die Kälte frisst sich bis in meine Knochen, meine Hände sind so steif, dass ich sie kaum bewegen kann. Schnell in die heiße Badewanne. Am Nachmittag liege ich auf dem Sofa wie eine Marionette, der man die Fäden zerschnitten hat. Ich zappe mich durch das Fernsehprogramm, unglaublich, mit welchem Schrott die Sender ihr Nachmittagsprogramm zumüllen.

Am Abend ruft Simone an. Sie hat Anfang der Woche ihre Kur begonnen. Im Februar, nach Ende der Therapie, hatte sie mir feierlich ihre restlichen Tabletten überreicht. Dabei war sie durch die Wohnung gehüpft, aufgeregt wie ein kleines Mädchen an Weihnachten. An ihrem ersten medikamentenfreien Morgen war sie aufgewacht und nach einem Blick auf den Wecker sehr erschrocken – sie meinte verschlafen zu haben, die Einnahmezeit für ihre Tabletten war längst vorüber. Erst nach und nach wurde ihr klar, dass die Zeit der morgendlichen Medikamenteneinnahme der Vergangenheit angehörte, und ihr Puls beruhigte sich.

In den ersten Tagen der Kur hatte sie schlecht geschlafen, ihr Zimmer lag in der Nähe des Aufzugs, das Brummen hatte sie wach gehalten. Jetzt hat sie ein anderes Zimmer, und die Nachtruhe ist zurück. Simone ist selbst einige Wochen nach Ende der Behandlung noch immer sehr geräuschempfindlich. In der Woche, bevor sie die Kur angetreten hat, glaubte sie, unter Tinnitus zu leiden. Jede Nacht, vor dem Einschlafen, war da ein Brummen in ihrem Kopf. Erst nach einigen durchwachten Nächten fiel ihr auf, dass die Nähmaschine, die seit der Auflösung ihres Ladens in ihrem Schlafzimmer steht, das Geräusch verursacht hat.

Die dreiwöchige Kur soll Simone helfen, wieder zu Kräften zu kommen und die Belastungsgrenzen zu erweitern. Sie schwimmt, sauniert, spielt Tischtennis, trainiert im Kraftraum; Stück für Stück holt sie sich ihre Kondition und ihr Körpergefühl zurück. Noch ist das recht mühsam, nach wenigen Bahnen im Schwimmbad ist sie erschöpft. Aber sie spürt, wie es ihr von Tag zu Tag besser geht.

Am Freitag telefoniere ich mit Erik. Nach mittlerweile acht Wochen Therapie hat er nach wie vor genug Energie, weiter Sport zu treiben. »Ein Kampfsporttraining zu leiten klappt noch ganz gut«, sagt er. Auch wenn er sich dabei zurücknehmen muss und nicht mehr jede Übung selbst mitmacht. Er joggt sogar, ganz vorsichtig, nur rund ein Drittel seines üblichen Pensums, mehr sei nicht möglich. Immerhin, für mich ist Joggen zur Zeit unvorstellbar. Zum einen profitiert Erik wohl noch von der glänzenden physischen Verfassung, in der er sich zu Beginn der Behandlung befand. Zum anderen kann er sich die verbliebene Restenergie zum großen Teil für sportliche Aktivitäten aufsparen – er ist krankgeschrieben, in seinem Job hat er vor Behandlungsbeginn eine Vertretung eingearbeitet. Mir fressen Arbeit und Alltag die Energiespeicher meist völlig leer. Nur an Tagen, an denen ich ausschlafen kann und keinen Verpflichtungen nachkommen muss, reicht die Kraft aus, um am Abend die Wohnung zu verlassen.

Freitag ist so ein Abend. Ich bin mit Bernd verabredet, wir kickern in einer Kiezkneipe, zum ersten Mal seit Beginn meiner Behandlung. Früher waren wir beinahe jede Woche hier, das Kickern fehlt mir. Umso mehr genieße ich es jetzt, auch wenn die schlechte Kneipenluft, der Lärm und die vielen Menschen mir zusetzen und wir nach nicht mal einer Stunde wieder gehen. Trotzdem, ich sollte mich häufiger außer Haus verabreden. Normalität, der kurze Ausbruch aus dem Krankengetto tun mir gut. Beim Kickern zu gewinnen ebenfalls. Es ist toll, ab und an meine Fähigkeiten zu spüren statt immer nur meine Grenzen. Zu Hause schlucke ich meine Tabletten und setze mir die 28. Interferonspritze.

Montag verschlingt mich ein Ungeheuer. Linda und ich streiten uns, mal wieder. Ich bin verletzt, reagiere schnell gereizt, die Wut, die sich bei meiner Rückkehr aus dem Urlaub in mir festgesetzt hat, will nicht vergehen. Linda hält meine Reaktion für überzogen. Normalerweise wallen Missmut und Zorn kurz in mir auf und ebben dann schnell wieder ab. Die Medikamente haben das geändert: Jede Verletzung, jede Verärgerung setzt sich in mir fest, bestimmt mein Fühlen und Handeln über Tage. Ich komme mir wie versteinert vor, wie eingemauert in Wut. Dieses wütende, selbstgerechte Monster, das bin ich nicht, das will ich nicht sein. Ich fühle mich wie in einem der alten Horrorcomics von EC – ausgetauscht gegen einen bösen Zwilling oder von einem Höllenwesen beherrscht. Trotzdem finde ich keinen Weg aus der Misslaunigkeit hinaus. Ich fordere ungnädig eine Entschuldigung, Linda fühlt sich zu Unrecht angeklagt und schlecht behandelt. Keiner von uns macht den ersten Schritt auf den anderen zu.

Die Wirkungen der Behandlung auf die Psyche sind besonders bedrohlich. Ich fühle mich fremd, der Kontrollverlust macht mir Angst. An diesem Tag scheint sogar Petrus unter Kontrollverlust zu leiden – Hagel und strahlender Sonnenschein wechseln sich ab. Das wirre Wetter macht mein Ringen um eine stabile Gefühlslage nicht unbedingt leichter.

Ich habe Angst, dass Linda und ich die nächsten fünf Monate nicht gemeinsam durchstehen werden. Jeder erwartet von dem anderen ein Maß an Rücksicht- und Anteilnahme, das er gerade nicht leisten kann. Keiner sieht sich imstande, die Rolle des Starken und Belastbaren zu übernehmen. Das macht das Zusammenleben sehr schwierig. Sich zu trennen wäre ein Albtraum für mich. Zum ersten Mal denke ich darüber nach, die Behandlung vorzeitig abzubrechen. Aber nur kurz, ich bin schon so weit gekommen, ich werde nicht im letzten Drittel der Therapie kapitulieren. Außerdem muss eine Beziehung solche Belastungen aushalten, denke ich trotzig. Vor allem, wenn man zusammen alt werden und Kinder haben möchte.

Am Dienstag versöhnen wir uns. Eine vorsichtige Annäherung, wir wissen, dass die Schwierigkeiten noch lange nicht überwunden sind. Aber zumindest wissen wir wieder, dass wir es zusammen versuchen wollen, und sehen eine Chance, dass es gelingen kann. Eine Trennung wäre schlimmer als jede Kränkung. Das Ungeheuer ist verschwunden, aber ich befürchte, es schläft nur. Ich werde versuchen, es nicht so schnell wieder zu wecken.

Woche neunundzwanzig
Ahnungslose Ärzte, ein Auszug und Trost am Himmel

Freitag kommt der Frühling. Christoph und ich sitzen in einem Straßencafé, die Mittagssonne wärmt unsere Gesichter. Es riecht sogar schon nach Frühling. Ein schöner, freundlicher Tag. Wie die Tage zuvor – keine Termine, wenig Arbeit, viel Ruhe und nachts endlich wieder genügend Schlaf. Mit dem Frühling scheint auch meine Energie zurückzukommen, ich fühle mich beinahe normal. Am Abend setze ich mir die 29. Interferonspritze. 19 liegen noch vor mir, allmählich lohnt es sich, rückwärts zu zählen.

Am Samstag ist dann wieder Schluss mit normal, heute scheint die Sonne ohne mich. Ich fühle mich eher verhangen, wie üblich macht mir die wöchentliche Spritze zu schaffen. Meine Beine schmerzen, als seien sie auf eine Streckbank gespannt. Eine Schmerztablette löst die Spannung. Das ist angenehm und erschreckend zugleich. Massive Gliederschmerzen, die nach Einnahme der richtigen Substanz zuverlässig verschwinden – das erinnert mich nur zu sehr an meine Heroinentzüge. Mein Arzt hat mir dringend geraten, Schmerztabletten, auch freiverkäufliche, keinesfalls täglich einzunehmen. Sonst riskiere ich eine Abhängigkeit. Jochens Körper war nach dem Ende der Therapie so an Ibuprofen gewöhnt, dass er ohne das Mittel regelrecht unter Entzugserscheinungen litt. Zur Zeit versucht er, seinen Körper zu entwöhnen, indem er täglich die Dosis reduziert. Gruselige Vorstellung, sich am Ende der Behandlung mit einer Art Entzug herumplagen zu müssen.

Am Abend ruft Simone an. Sie befindet sich noch immer in der Kur, und sie ist aufgebracht. Bei der letzten Visite hatte sie den Oberarzt gefragt, warum er ihr keine Massage verordnet habe. Der Arzt hatte geantwortet, bei Hepatitis-C-Patienten sei das zu riskant für den Masseur, schließlich könne das Virus auch über Schweiß und Hautporen übertragen werden. Völliger Blödsinn! Hepatitis C ist eine reine Blut-zu-Blut-Infektion und nicht über andere Körpersekrete oder Poren übertragbar. Zudem war am Ende der Behandlung das Virus in Simones Blut nicht mehr nachweisbar. Simone ist erschüttert von der Ahnungslosigkeit des Oberarztes. Und das, obwohl er behauptet, schon häufiger Hepatitis-C-Patienten betreut zu haben. Zum Glück wusste der Masseur es besser – solange der Körper eines Hepatitis-C-Patienten keine blutenden Hautdefekte aufweist, gebe es keinen Grund, von einer Physiotherapie abzusehen. Erst recht nicht, wenn die Behandlung abgeschlossen ist und keine Viren mehr im Blut feststellbar sind. Simone bekommt schließlich doch Massagen.

Simones Oberarzt scheint kein Einzelfall zu sein: Einige Wochen zuvor habe ich mit Daniela telefoniert, einer Exfreundin, die heute im Allgäu lebt. Daniela war lange heroinabhängig und ist ebenfalls mit Hepatitis C infiziert, seit mehr als zwei Jahren ist sie clean. Anfangs dachte ich, Daniela habe sich bei mir mit Hepatitis C angesteckt. Als wir uns kennenlernten, war das Virus in ihrem Blut noch nicht diagnostiziert. Später – wir waren beide rückfällig – hat sie immer wieder meine Spritzen mitbenutzt, obwohl sie um das Infektionsrisiko wusste. Sie hat sich sogar Drogenreste gespritzt, in denen noch Blutreste von mir waren. Überraschenderweise ist sie allerdings mit einem anderen Genotyp des Virus infiziert. Demnach hat sie sich wohl doch woanders angesteckt.

Die letzte Blutuntersuchung, sagte sie, habe die besten Leberwerte seit sieben Jahren ergeben. Danielas Leberwerte waren lange extrem erhöht, zeitweise auf das Zwanzigfache des Normalwerts. Daniela hat neben dem Drogenkonsum auch exzessiv Alkohol getrunken. Jetzt lagen ihre Leberwerte im Toleranzbereich. »Super«, habe ihr Hausarzt das Ergebnis kommentiert, »da brauchst du dir um deine Hepatitis C keine Gedanken mehr zu machen, das Thema ist erledigt.« Auch das stimmt so leider nicht – Hepatitis C ist eine Krankheit, die lange asymptomatisch sein und trotzdem irgendwann unvermittelt ausbrechen kann. Meine Leberwerte waren über viele Jahre normal, das Virus nicht nachzuweisen. Und trotzdem sind meine Leberwerte im vergangenen Jahr angestiegen, und die Viruslast ist explodiert. So ein Verlauf ist nicht außergewöhnlich, Daniela weiß das, glücklicherweise. Erschreckend dagegen, wie wenig manche Mediziner über die Krankheit informiert sind.

Dieser Informationsmangel bei einem Mediziner verwundert mich. Erst kürzlich habe ich einen Aufsatz eines amerikanischen Arztes gelesen, der schrieb, die Medien hätten den Medizinalltag radikal verändert – so würden zum Beispiel Bücher, Zeitschriften und vor allem das Internet jeden Patienten in die Lage versetzen, sich binnen kürzester Zeit über jedes Medikament oder jede Krankheit zu informieren und sich mit anderen Kranken auszutauschen, natürlich immer mit Blick auf die Seriosität der Quelle. Für Ärzte gelte das Gleiche. Und die zahlreichen Selbsthilfeforen von Patienten könnten einem interessierten Mediziner einen soliden Einblick davon vermitteln, wie Patienten Krankheiten und Behandlungen empfänden. Vergangene Woche schrieb mir ein junger Arzt, öffentliche Erfahrungsberichte von Patienten im Internet seien ihm eine enorme Hilfe, im Studium werde man beispielsweise viel zu wenig darauf vorbereitet, wie man als Mediziner mit den Nebenwirkungen einer Hepatitis-C-Behandlung umgehe.

Am Sonntag packt Linda ihre Tasche. Sie zieht für einige Zeit zu ihrer Freundin, sagt, sie brauche Abstand. Trotz aller guten Vorsätze hatte sich die Stimmung zwischen uns nicht dauerhaft verbessert. Auch wenn wir nicht streiten, entsteht schnell eine angespannte, gereizte Atmosphäre. Ich bin leicht verletzbar und werde schnell bockig oder wütend. Dazu kommen all die anderen Probleme der Behandlung, die unser Zusammenleben erschweren, die unterschiedlichen Bedürfnisse und Prioritäten, die unsere Leben auseinandertreiben lassen. All das hat Linda sehr mitgenommen, sie ist am Ende ihrer Kräfte. Vielleicht hilft ein vorübergehender Sicherheitsabstand tatsächlich, uns wieder an unsere Gefühle füreinander zu erinnern, Energie für den Beziehungsalltag zu tanken und unsere Liebe zu retten. Ich hoffe es sehr. Auch wenn ich Angst vor dieser Trennung auf Zeit habe.

Am Montag muss ich für ein Interview mit dem Sänger Joe Cocker nach Berlin. Es ist ein strahlender Tag, Sonne und Mond stehen gleichzeitig am Himmel. Ein tröstlicher Anblick: Sonne und Mond, hat mir meine Oma erzählt, als ich ein kleiner Junge war, seien ineinander verliebt, könnten aber nie zueinander finden, da der Mond immer erst aufgehe, wenn die Sonne untergegangen sei, und umgekehrt. Ich habe diese Geschichte nie vergessen, noch heute erfüllt es mich mit einer Art wilder Freude, wenn ich, was häufiger geschieht, als ich es in meiner Kindheit erwartet habe, Sonne und Mond gleichzeitig am Himmel stehen sehe. Wie an dem Tag, an dem meine Oma begraben wurde. Ich weiß nicht, ob es sie gefreut hätte. Auch damals hat mir der Anblick des vermeintlich ewig getrennten Liebespaares gutgetan. Heute tröstet er mich mehr denn je.

Nach dem Interview bleibt mir noch beinahe eine Stunde Zeit bis zu meiner Rückfahrt. Ich habe einen recht guten Tag erwischt, bin ausgeschlafen, und meine Gliederschmerzen machen gerade Pause; das gelungene Interview hat mir weiteren Auftrieb verschafft. Ich schlendere durch die Geschäfte. Im Laden des Designers Andreas Murkudis fegt der Schauspieler Benno Führmann durch den Raum, als wäre er zu Hause. Ich stehe in der Umkleide, er stürmt herein und bemerkt mich erst, als er mir beinahe auf die Füße tritt. Da die Kabine besetzt ist, zieht er sich im Laden um, rennt mit nacktem Oberkörper hierhin und dorthin, nimmt Pullis und T-Shirts aus den Regalen und wirft sie sich über. Nur ihm zuzusehen macht mich atemlos und irgendwie unsicher. Schauspieler scheinen tatsächlich ein eigener Menschenschlag zu sein – alles ist Auftritt und Selbstinszenierung, Hemmungen, Unsicherheiten und Scham sind in ihrer Software wohl nicht vorgesehen. Zumindest wirkt es so. Ich frage mich einen Augenblick lang, ob ich Führmann beneiden oder bedauern soll.

Als ich spät am Abend zurück in Hamburg bin, ist niemand zu Hause. Unsere Wohnung scheint mir mit einem Mal weit weniger heimelig.

Woche dreißig
Sie ist weg, ich verliere mich in Angst und Einsamkeit und strande in der Gosse des 21. Jahrhunderts

Der Frühling zeigt seine Schattenseiten, trotz des Sonnenscheins und der milden Temperaturen. Birkenpollen laufen Amok, malträtieren meine Augen, meine Nase und meine Bronchien. Ich sehe aus wie mutiert. Die Augen sind rot, die Lider entzündet, die Nase ist geschwollen, die Gesichtshaut fleckig rot gerieben. Augentropfen und Nasenspray zeigen nur begrenzte Wirkung, einzig mein kortisonhaltiges Asthmaspray beseitigt die Atemnot verlässlich. Nachts ist der Pollenflug besonders stark. Der Juckreiz bringt mich um den Schlaf, obwohl ich das Fenster geschlossen halte. Ich hatte gehofft, das Interferon unterdrücke meine Pollenallergie in diesem Jahr. Normalerweise zeigen sich bei mir die ersten deutlichen Reaktionen schon im Februar, aber bisher hatte ich kaum Probleme. Jetzt hat es mich also doch erwischt. Seit Jahren schon schiebe ich eine Hyposensibilisierung vor mir her. Ich nehme mir fest vor, im Herbst damit zu beginnen. Wie in jedem Frühjahr.

Die Allergie alleine ist lästig und kräftezehrend genug, zusätzlich zu den Nebenwirkungen der Hepatitis-C-Therapie ist sie ein Kreuz. Morgens fühle ich mich, als sei mir der Himmel auf den Kopf gefallen. Ich taumele in den Tag. Für Montag habe ich einen Arzttermin vereinbart, ich bin mir nicht sicher, ob ich zusätzlich zu den lokal wirksamen Heuschnupfenpräparaten auch meine Allergiepillen nehmen darf, wegen möglicher Wechselwirkung mit meinen Hepatitismedikamenten. Vielleicht bringt ein Antihistaminikum Erleichterung.

Am Freitagabend endet meine kulinarische Verwahrlosung. Seit Linda weg ist, habe ich mich hauptsächlich von Pommes und Pizza ernährt. Damit ist jetzt Schluss. Ich koche einen großen Topf Gulasch, der wird wohl für das Wochenende reichen. Allerdings, Essen macht zur Zeit keine große Freude. Auf meiner Zunge und an meinen Lippen haben sich wieder Entzündungsstellen gebildet. Mit diesen Begleiterscheinungen habe ich mich in den vergangenen dreißig Wochen schon häufiger herumärgern müssen, Spülungen und antibakterielle Tinkturen beseitigen das Problem nur langsam. Genau genommen macht im Moment gar nichts wirklich Spaß. Kurz vor dem Zubettgehen setze ich mir die 30. Spritze.

Am Samstag räume ich die Wohnung auf, entrümpele mein Arbeitszimmer, sortiere mein Bücher- und Comicregal neu und aktualisiere meinen iPod. Mein persönlicher Frühjahrsputz. Vielleicht räume ich aber auch gegen die Orientierungslosigkeit und das Gefühl von Verlassenheit an. Immer wieder streife ich ziellos durch die Wohnung, öffne Türen, betrete Zimmer. Sie ist nicht da. Linda ist seit nicht mal einer Woche weg, eigentlich nichts Besonderes, sie ist in den vergangenen Jahren mehrfach für ein oder zwei Wochen alleine verreist. Trotzdem. Ihre Abwesenheit bringt mich aus dem Gleichgewicht, ich muss mich im Alltag neu aufstellen. Ich vermisse sie. Nicht den Streit und die Spannungen der letzten Wochen, das nicht. Aber so vieles andere. Ich fühle mich verloren ohne sie. Mein iPod spielt »Happy For You« von Loyd Cole, vielleicht das traurigste Liebeslied, das ich je gehört habe. Es schnürt mein Innerstes zu. Überhaupt scheinen zwei Drittel der Songs auf meinem iPod von Sehnsucht, Liebe, meist unerfüllter, und Verlassenheit zu handeln.

Am Abend weiche ich meinem Bett aus. Das ist nicht besonders schwierig, ich bleibe einfach im Wohnzimmer vor dem Fernseher sitzen. Jemand hat einmal gesagt, die Fernsehcouch sei die Gosse des 21. Jahrhunderts. Sehr richtig, ich sollte aufpassen.

Irgendwann, es ist weit nach Mitternacht, bleibe ich bei »Money Express« hängen, einer völlig absurden Anrufshow. Fasziniert sehe ich der Moderatorin Sandra Ahrabian dabei zu, wie sie durch das Studio tanzt, mit dem Kopf wackelt und Selbstgespräche führt. Ein völlig surreales Szenario. Ihr eindrucksvolles Dekolleté und ihr schön geschwungener Mund bannen mich. Zugegeben, ich bin zur Zeit leicht zu beeindrucken. Manchmal ruft sogar jemand an. Fast immer sind es Männer.

Sandra: »Was macht Ihre Frau gerade, sitzt sie mit Ihnen auf der Couch?«

Anrufer: »Nein, ich bin alleine.«

»Samstagnacht alleine auf der Couch, warum das denn?«

»Ich bin frisch geschieden.«

Autsch, Sandra. So viel Realität verträgt deine surreale Sendung irgendwie nicht. Und ich auch nicht, ehrlich gesagt. Sandra lächelt und quatscht – davon unbeeindruckt – weiter. Der nächste Anrufer fragt, ob sie ihn heiraten möchte. All das scheint an ihr abzuprallen, sie zappelt und plappert in einer Art Realitätsblase, unangreifbar. Irgendwie beneidenswert, zumindest kommt es mir im Moment so vor.

Später im Bett lese ich, bis die Buchstaben vor meinen Augen tanzen. Genau genommen sind es die leeren, dunklen Stunden, in denen ich Nacht für Nacht auf Schlaf warte, denen ich ausweichen möchte. Stunden, in denen Ängste und Einsamkeit wuchern. Stunden, in denen das Loch, das Lindas Auszug in mein Leben gerissen hat, noch größer und dunkler erscheint.

In den frühen Morgenstunden, mir kommt es vor, als sei ich gerade erst weggedämmert, weckt mich meine Blase. Danach nehmen meine Gedanken eine falsche Abzweigung. Ich frage mich, ob ich Linda endgültig verliere, was ich hätte anders machen können, und finde nicht zurück in den Schlaf.

Am Montag schreibt eine Leserin, sie hätte sich um eine Stelle beworben, in den Bewerbungsunterlagen werde auch nach chronischen und ansteckenden Krankheiten gefragt. Sie ist unsicher, ob sie wahrheitsgemäß ihre Hepatitis-C-Infektion angeben soll, befürchtet, den Job dann abschreiben zu müssen. Eine berechtigte Sorge. Obwohl eine Infektion der Kollegen im Arbeitsalltag in den allermeisten Berufen problemlos vermieden werden kann, löst Hepatitis C – zu Unrecht – bei vielen Menschen immer noch Angst und Abwehr aus. Meines Wissens ist ein Arbeitssuchender zu so einer Auskunft nicht verpflichtet. Auch wenn Aufrichtigkeit, wie William Somerset Maugham schreibt, wahrscheinlich die verwegenste Form der Tapferkeit ist – manchmal ist es besser zu schweigen. Denn, auch das hat der als schonungsloser Realist bekannte W. S. Maugham erkannt, »Aufrichtigkeit in der Gesellschaft ist wie ein Eisenträger in einem Kartenhaus«.

Woche einunddreißig
Udo Jürgens ist topfit, aber allein. Ich vermisse meinen Teddy und suche Zuflucht bei der alternativen Medizin

Der Flughafen in Zürich gibt mir den Rest. Donnerstagabend, morgens bin ich angereist, nachmittags habe ich im Auftrag der *Zeit* ein Interview mit Udo Jürgens geführt. An einem Donnerstag, dem Tag vor meiner wöchentlichen Spritze, kann ich mir solche Reisen am ehesten zumuten. Samstag und Sonntag sind die übelsten Tage, danach geht es ganz langsam wieder aufwärts mit meiner Kondition. Wenn nicht Allergieattacken, Schlafstörungen oder Durchfall mich zermürben. Tatsächlich lief das Interview gut, ich war wach und konzentriert, Udo Jürgens war sehr freundlich und das Gespräch spannend.

Trotzdem bin ich am Abend völlig erledigt. Der Flughafen ist weitläufig, der Weg zu meinem Gate kostet mich beinahe eine halbe Stunde. Als ich schließlich in meinen Sitz sinke, schmerzen so ziemlich alle Muskeln meines Körpers. Die Schwerkraft drückt mich tief in die Polster, noch vor dem Start. Ich fühle mich wie 105, vielleicht 110. Udo Jürgens ist 73, sieht aus wie Mitte 50 und wirkt topfit. Altsein ist vielleicht doch nicht so schlimm, denke ich. Jedenfalls wenn es gelingt, halbwegs gesund zu bleiben. Udo Jürgens schläft lange, schwimmt regelmäßig, trinkt seit Jahren keinen Alkohol mehr und liebt seine Arbeit, noch immer. Klingt nach einem guten Weg, alt zu werden. Abgesehen davon, dass es ihm nie gelungen ist, eine dauerhafte, tragfähige Liebesbeziehung aufzubauen. Er lebt alleine in seinem schönen, großen Haus. Meine Zukunft stelle ich mir dann doch anders vor.

Auf der Fahrt vom Hamburger Flughafen nach Hause wird mir übel. Der Taxifahrer fährt ziemlich rasant, so, wie ich es mag – oder zumindest vor der Behandlung mochte. Seit einigen Monaten jedoch scheint mein Kreislauf mit starker Beschleunigung und scharfen Kurven Probleme zu haben – auch wenn ich selbst am Steuer sitze. Ich muss meinen Fahrstil ändern. Seit den Jahren als Speditionsfahrer habe ich mir eine eher offensive Fahrweise angewöhnt, Linda war es dabei häufig schlecht geworden. Seit Beginn meiner Hepatitis-C-Therapie sind meine Reflexe häufig beeinträchtigt und ich kann Abstände nicht mehr exakt einschätzen. Ich muss vorsichtiger fahren, vorausschauender. Bernd war es während seiner Behandlung ähnlich gegangen. Da er als Außendienstler arbeitet, verbringt er seit Jahren viele Stunden am Tag in seinem Wagen. Unter dem Einfluss der Medikamente fühlte er sich am Steuer verlangsamt, Lenken, Kuppeln, Schalten forderten mehr Aufmerksamkeit als üblich.

In meiner Wohnung angekommen, spät am Abend, nach zwölf Stunden Reise, mehr als tausend Flugkilometern und vier Stockwerken Treppensteigen, bin ich mit meinen Kräften völlig am Ende, die Nerven in meinen Armen und Beinen scheinen zu brennen. Einige Dehnübungen und eine Schmerztablette bringen Linderung. Ich habe einen Grad der Erschöpfung erreicht, der beinahe schon kontemplativ wirkt. Wenn die Schwere des Körpers und die Schmerzen nicht wären. Morgen ist Karfreitag, vier freie Tage liegen vor mir, meine Erlösung. Und die 31. Interferonspritze, meine Bürde.

Sonntagabend treibt mir *Der Herr der Ringe – Die Rückkehr des Königs* die Tränen in die Augen. Zum Glück sieht mich niemand. Spät in der Nacht vermisse ich den Teddybär, ohne den ich als Kind nicht einschlafen konnte. In so mancher dunklen, verzweifelten Nacht war der Teddy mein einziger Halt, meine Zuflucht. Mit ihm im Arm habe ich mich geborgen und getröstet gefühlt. Ich scheine auf eine regressive Phase zuzusteuern.

Montag bin ich mit Simone verabredet, sie ist zurück von der Kur. Wir kochen Kartoffelpüree, Regression auch bei der Nahrungsaufnahme. Es ist schön, den Tag mit Simone zu verbringen. Seit Lindas Auszug fühle ich mich manchmal ziemlich allein und überfordert: Nachts zermürben mich Albträume, dennoch fällt es mir am Morgen schwer, das Bett zu verlassen. Ich mag nicht in den Tag, an die Arbeit, in die Welt. Ich möchte mich verkriechen. Simone versucht, mich zu trösten, sagt, ihr Antrieb und ihr Selbstbewusstsein hätten während ihrer Behandlung sehr gelitten, sie habe sich häufig unansehnlich gefühlt, schwach, dünnhäutig und oft überfordert, physisch und psychisch. Aber all das gehe vorüber. Mag sein. Ich bin einfach nur sehr, sehr müde.

Dienstagabend konsultiere ich einen Arzt in einem Hamburger Krankenhaus. Er leitet die Abteilung für Innere Medizin, ist Schulmediziner und gleichzeitig Fachmann für anthroposophische Medizin. Seit mehr als zwanzig Jahren beschäftigt er sich intensiv mit Hepatitis B und C. In der alternativen Medizin, erfahre ich, sei der Umgang mit Hepatitis C anders als in der Schulmedizin. Der einzige verlässliche Weg, das Virus zu beseitigen, sei zwar die Kombinationstherapie von Interferon und Ribavirin. Der anthroposophische Ansatz bestehe aber darin, die Leber und das Immunsystem des Patienten so zu stärken, dass er trotz des Virus beschwerdefrei leben könne. »Die schulmedizinische Behandlung zielt nur auf das Hepatitis-C-Virus«, sagt der Arzt. »Bleibt die Frage, ob es realistisch ist anzunehmen, dass die Beseitigung einzig und allein des Virus nachhaltig Leber, Immunsystem und Allgemeinbefinden verbessert.« Der anthroposophische Ansatz, sagt er, sei ganzheitlicher gefasst. Und die Ergebnisse zeigen, dass sich beim allergrößten Teil der Patienten der Zustand von Leber und Immunsystem durch eine Behandlung, die auf einem Mistelpräparat basiert, deutlich bessere. Vor allem für Patienten, die für eine Kombinationstherapie nicht geeignet seien, zum Beispiel Menschen mit manifester Depression oder Patienten, bei denen die herkömmliche Behandlung nicht angeschlagen hat, eine interessante Alternative. Zumal ja bei ungefähr 25 Prozent der mit chronischer Hepatitis C Infizierten die Krankheit einen ungefährlichen Verlauf nehme. Leider gibt es keine Methode, im Voraus festzustellen, wer zu den glücklichen 25 Prozent gehört.

Simone hat sich einige Jahre zuvor, als sie von ihrer Infektion erfahren hatte, ebenfalls einer Misteltherapie unterzogen. Mit Erfolg, zumindest teilweise – zu Beginn der Behandlung hatten sich ihre Leber und ihr Wohlbefinden deutlich erholt, sogar die Viruslast war zurückgegangen. Aber der Effekt hatte nach Ende Therapie nicht lange angehalten.

Seine eigenen Erfahrungen und die seiner Kollegen, sagt der Arzt, haben gezeigt, dass die Naturheilkunde begleitend zur schulmedizinischen Behandlung helfen kann, die Nebenwirkungen einer Kombinationstherapie zu lindern und möglicherweise sogar die Heilungschancen zu verbessern. Und sie könne dazu beitragen, nach Ende der Behandlung schneller wieder zu Kräften zu kommen. Unglücklicherweise haben die beiden führenden Pharmaunternehmen, die sich den lukrativen Markt für Interferon und Ribavirin aufteilen, bisher jede Art von Vergleichsstudie und Zusammenarbeit boykottiert. Einen Versuch ist es wert.

Woche zweiunddreißig
Die zwei Seiten des Sommers und ein Ärzte-Marathon

Überraschend, dass es so lange gedauert hat: Erstmals bringen mich die Begleiterscheinungen der Therapie – Konzentrationsstörungen, Fahrigkeit, Vergesslichkeit – in echte Schwierigkeiten. Samstagnachmittag, Bernd, Sophie, Paul, dessen Freund Luca und ich liegen im Freibad. Ein herrlicher, sonnensatter Frühsommertag, heiter und entspannt. Ein Tag zum Energietanken, ein kostbares Geschenk.

Irgendwann werde ich unruhig. Ich suche mein Handy, kann es nirgends finden. »Das hast du in der Umkleide auf die Bank gelegt«, sagt Paul. Mist. Er hat recht. Ich erinnere mich – ich habe es kurz abgelegt, um die Hände frei zu haben, und später vergessen, es wieder in die Tasche zu stecken. Schnell zurück in die Sammelumkleide. Natürlich liegt dort kein Handy. Beim Bademeister ist es auch nicht abgegeben worden, er rät mir, die Kassiererin am Eingang zu fragen. Große Hoffnung habe ich nicht. Das Bad ist voll von Teenies, die können immer ein Handy gebrauchen. Jetzt rächt es sich, dass ich bislang zu faul war, die auf der SIM-Karte gespeicherten Telefonnummern anderswo zu notieren. Verdammt!

Aber das Glück ist mit den Schusseligen. Mein Handy wurde tatsächlich an der Kasse abgegeben, Gott sei Dank! Ich sollte mein Menschenbild noch mal überprüfen und allen jugendlichen Schwimmbadbesuchern gedanklich Abbitte leisten.

Am Sonntag gehe ich dem Sommer aus dem Weg. Ich verlasse meine Wohnung nicht, zu sehr belasten mich die Nebenwirkungen der wöchentlichen Interferonspritze. Freitagnacht habe ich mir die 32. Injektion gesetzt, 16 liegen noch vor mir. Auch der Sommer liegt vor mir. Ich frage mich, ob er mir die Behandlung erleichtern oder erschweren wird. Ich befürchte, letzteres. Auch wenn mir die ersten warmen Tage gut getan haben – das Grillen und Kartenspielen in Bernds Garten, der Besuch im Freibad, die ersten Sonnenstrahlen und dazu ein kühler Wind auf der Haut, der Anblick leicht bekleideter und strahlend schöner Mädchen und Frauen in den Straßen und Cafés –, ich sehe dem bevorstehenden Sommer mit gemischten Gefühlen entgegen. Ich denke, im Winter ist Kranksein leichter zu ertragen. Ist die Welt draußen kalt und dunkel, macht es mir nichts aus, wenn die Energie fehlt, die Wohnung zu verlassen. Mich grau, schwer und müde zu fühlen. Im Sommer schon. Das Licht, die Wärme machen mich unruhig. Die Sonnenstrahlen locken mich, treiben mich ins Freie. Aber draußen zu sein ist für mich zur Zeit relativ anstrengend.

Am Montag sitze ich mittags ungefähr eine Stunde lang mit Christoph in einem Straßencafé, die Sonne brennt auf den Kopf. Am Nachmittag quälen mich Übelkeit, Kopfschmerzen und bleierne Mattigkeit. Zu viel Sonne vertrage ich nicht, wie es scheint. Simone sagt, ihr sei es während der Behandlung ähnlich gegangen – im Sommer habe sie häufig das Gefühl gehabt, die Sonnenstrahlen verdampften die Restenergie, die ihr die Medikamente noch gelassen hatten. Außerdem reagiert die Haut unter dem Einfluss der Medikamente empfindlicher, auch auf Sonne. Die Injektionsstellen an meinem Bauch färben sich leuchtend rot, und auch meine Gesichtshaut ist von Rötungen und trockenen Stellen überzogen seit Beginn der Birkenpollensaison. Meine Freude über den Sommer hält sich in Grenzen.

Am Nachmittag habe ich einen Termin beim Orthopäden. Seit Tagen ist da ein taubes Gefühl in meinem linken Bein, das mir Sorgen bereitet. Es fühlt sich an, als habe ein eingeschlafener Fuß das gesamte Bein infiziert. Nachts verstärkt die Taubheit meine innerliche Unruhe. Der Arzt beruhigt mich, sagt, die Beschwerden seien wahrscheinlich auf die Behandlung zurückzuführen – das Interferon reize die Nerven, und da ich im Alltag häufig sitze, sei mein Ischiasnerv ohnehin irritiert. Die Taubheit ginge wohl vom Nerv aus und verschwände nach Ende der Therapie wahrscheinlich wieder. Simone plagen ähnliche Beschwerden, auch mehr als sechs Wochen nach Ende der Behandlung spürt sie häufig einen leichten Juckreiz auf der Haut, der sie nachts vom Schlafen abhält.

Am nächsten Morgen muss ich zu meinem Hausarzt, zur Blutentnahme, am Nachmittag zum Psychotherapeuten. Mittwoch dann ein Massagetermin, Donnerstag steht die Besprechung der Blutwerte an. Freitag zum Allergologen, meine Heuschnupfenmedikamente sind aufgebraucht. Wenn die Flecken im Gesicht nicht verschwinden, kommt noch ein Hautarzt dazu. Ärzte-Rallye, so stelle ich mir das Rentnerdasein vor. Es gibt schönere Arten, seine Zeit zu verbringen.

Am Dienstag fällt mir auf, dass ich vergessen habe, meine Umsatzsteuer für das erste Quartal zu zahlen, die Frist ist seit einer Woche abgelaufen. Langsam nimmt meine Vergesslichkeit erschreckende Ausmaße an.

Woche dreiunddreißig

Das Glück versteckt sich, und mein Arzt lässt mich im Stich

Ein verrückter Wissenschaftler muss heimlich Teile meines Hirns entfernt haben, eine andere Erklärung gibt es nicht. Ich verliere, ständig, und kann nichts dagegen tun. Freitagnacht, wir spielen Rommé, Bernd, Sophie, deren Freundin Tanja und ich. Ich habe noch kein einziges Spiel gewonnen und stehe in der Rangliste ganz weit unten, unaufholbar. Schon wieder. Vor einer Woche war es genauso. Ich spiele gerne Karten, und in den Zeiten, bevor die Hepatitis-C-Medikamente meine Konzentration zersetzt haben, war ich auch ziemlich gut darin. Damals bin ich selten als Verlierer vom Tisch gegangen. Die Zeiten scheinen vorbei zu sein. Ich werfe Karten ab und realisiere erst Minuten später, dass ich sie gut hätte gebrauchen können, übersehe mögliche Varianten in meinem Blatt. Und selbst wenn ich mich konzentriere, habe ich keine Chance, so beschissen sind meine Karten.

Eigentlich hasse ich es zu verlieren. Wenn es ums Kartenspielen geht, ist mir der olympische Gedanke fern, ich spiele, um zu gewinnen. Aber dieses Mal ist meine Lage so aussichtslos, meine Niederlage so total und unabwendbar, dass ich mich nicht einmal ärgere. Ich betrachte meine absolute Unfähigkeit eher erstaunt distanziert, mit einer Art heiterer Gelassenheit. Und von wegen Glück im Spiel, Pech in der Liebe! Linda wohnt immer noch bei ihrer Freundin, wir sehen uns nur selten. Sie sagt, der Abstand tue ihr gut. Mir eigentlich nicht. Sie fehlt mir. Ich vermisse ihr Lachen, ihre Zärtlichkeit. Zugegeben, in den letzten Wochen unseres Zusammenlebens ging es mir ähnlich. Aber da gab es zumindest noch Momente der Nähe, ein gelegentliches Aufflackern all dessen, was uns verbindet. Nicht mehr Teil ihres Lebens zu sein, nichts mehr mit ihr teilen zu können, setzt mir zu. Und während der seltenen Telefonate, die wir führen, schleicht sich mehr und mehr Distanz und Entfremdung ein. Das macht mir Angst.

Wo bitte versteckt sich mein Glück zur Zeit? Im Spiel und in der Liebe sicher nicht, vielleicht ist das ja ein gutes Zeichen für den Erfolg meiner Behandlung.

Vor dem Zubettgehen setze ich mir die 33. Interferonspritze. Nachts wälze ich mich im Bett und finde keinen Schlaf. Ich kann mich kaum erinnern, wann ich zuletzt länger als drei Stunden am Stück durchgeschlafen habe. Jede Nacht werde ich drei oder vier Mal wach, mindestens, mehrfach pilgere ich Richtung Toilette – verstärkter Harndrang gehört zu den Nebenwirkungen der Medikamente –, und immer wieder weckt mich der Juckreiz in meinen Augen oder meiner Nase, ausgelöst durch die Birkenpollenallergie. Meine Tiefschlafphasen muss ich zwischen die Toilettenbesuche und Juckattacken quetschen, viel Platz ist da nicht. Früh am Morgen, zu der Zeit, zu der mein Vater früher zur Arbeit gegangen ist, schlafe ich am besten. In meinen Träumen irre ich verloren und ängstlich durch unbekannte Räume. Nach dem Aufwachen fühle ich mich wie ein Zombie.

Am Samstag spielt mein inneres Thermostat verrückt. Ist die Heizung aus, friere ich, läuft sie eine Zeitlang, wird mir zu warm. Fenster auf, Heizung aus, Fenster zu, Heizung an, Pulli an und wieder aus; ein ziemlich anstrengender Tanz. Ich finde einfach nicht die richtige Temperatur für mein Wohlbefinden. Wahrscheinlich gibt es die gar nicht, denn auch sonst fühlt sich nichts richtig an. Ich weiß nichts mit mir anzufangen, stehe hilflos vor dem Tag wie ein Blinder vor einem Gemälde. Ich versuche zu arbeiten, am Montag muss ich einen Text abgeben, aber jeder Satz klingt wie schon drei

Mal gelesen. Mein Gehirn besteht aus Mus, meine Knochen sind aus Gummi.

Zudem sind meine Speiseröhre und mein Magen seit Tagen gereizt, mich plagen Schluckbeschwerden. Heute sind sie so stark, dass ich nicht einmal mein kohlensäurearmes Mineralwasser hinunterbekomme. Fatal, gerade in der Heuschnupfensaison ist Flüssigkeitszufuhr besonders wichtig. Simone empfiehlt mir Kamillentee. Ich mag keinen Tee. Seit ich mich im Alter von 17 Jahren von meiner damaligen Freundin und meinen langen Haaren getrennt habe, trinke ich Tee nur noch im äußersten Notfall. Der Kamillentee steht ganz hinten im Regal, das Verfallsdatum ist seit drei Jahren überschritten. Linda hat immer mal wieder Tee gekauft – Fettverdauungstee, Fastentee, Yogi-Tee, davon lasse ich lieber die Finger. Ganz unten im Schrank finde ich noch eine Packung Kräutertee, na gut. Tatsächlich, der Tee tut meiner Speiseröhre gut.

Montag lässt mich mein Arzt warten, trotz Termin, mehr als eine Stunde lang. Nicht wegen akuter Notfälle – da ich kurz zur Toilette bin, lässt er einem anderen Patienten den Vortritt. Anschließend darf noch der Pharmavertreter rein. In mir gärt Wut. Er muss doch wissen, wie mies es mir geht, wie kann er mich so behandeln? Später erklärt er mir, meine Bemühungen, zusätzliche Hilfe in der Naturheilkunde zu suchen, seien überflüssig und kosteten die Kassen nur Geld, er unterstütze das nicht. Ich sei gut versorgt und ein Patient habe eben nur ein Anrecht auf ausreichende, nicht auf optimale Versorgung. Ich fühle mich von meinem Arzt im Stich gelassen, seit einigen Wochen schon. Als ich ihm von Lindas Auszug erzählt habe, hat er nicht reagiert, mit keinem Satz, keiner Geste. Nur die Information stoisch in seinen Computer eingetragen. Es mag naiv sein, aber auch wenn ich mich medizinisch gesehen in guten Händen fühle – gerade während der Hepatitis-C-Behandlung wünsche ich mir von meinem Arzt ein wenig mehr Einfühlungsvermögen. Simone ging es während der Behandlung ähnlich, sie hat ebenfalls häufig über fehlendes Fingerspitzengefühl und mangelnde Empathie ihres Arztes geklagt.

Zumindest sind meine Blutwerte in Ordnung, die Leberwerte befinden sich im Normalbereich, die Anämie schreitet nicht fort. Nächsten Monat wird noch einmal die Viruslast ermittelt. Zumindest dieses Spiel hoffe ich zu gewinnen.

Woche vierunddreißig

Kollateralschaden Einsamkeit

Der Weg vom Gehirn zu den Gliedmaßen scheine in den vergangenen Monaten deutlich verschlungener zu sein, sagt Erik am Telefon. Es geschehe häufig, dass er sich unterwegs verlaufe. Während seines Kampfsportunterrichts steht er dann ziemlich verwirrt und hilflos auf der Matte, weil es seinem Körper nicht gelingt, Bewegungsabläufe umzusetzen, die er seinen Schülern zeigen möchte. Obwohl er jede einzelne Technik in seinem Kopf klar gespeichert hat. Erik hat jetzt rund die Hälfte der Behandlung hinter sich, körperlich, sagt er, hielten sich bei ihm die Nebenwirkungen nach wie vor in Grenzen. Probleme mache ihm vor allem das Gefühl von Fremdheit, das die Medikamente in ihm auslösen, die Stimmungsschwankungen und Verwirrungszustände. »Oft fällt es mir schwer, meine eigene Befindlichkeit richtig einzuschätzen«, sagt er. »Dann weiß ich nicht, ob mir Ruhe gut tut oder Bewegung, ob ich alleine sein möchte oder unter Menschen.«

Es ist Freitagnachmittag, am Abend werde ich mir die 34. Interferonspritze setzen. Erik hat recht. Auch wenn mir die Nebenwirkungen und dadurch bedingten körperlichen Einschränkungen mehr ausmachen als ihm, die eigentliche Belastung sind die psychischen Veränderungen. Es gibt Tage, da kann ich mich selbst nicht ertragen, jede Nichtigkeit erscheint mir wie eine Last, jede Bewegung, jeder Gedanke mühsam. Wie sollen mich da andere mögen? Für Familie und Freunde ein echter Härtetest. »Du bist so anders«, hat Linda vor ihrem Auszug gesagt, »so fremd.« Zu fremd, wie es scheint.

In den vergangenen Monaten haben mir Leser Ähnliches geschildert: Reizbarkeit, Wutanfälle, Angstattacken und depressive Phasen, ausgelöst durch die Medikamente, und dadurch völlig überforderte Familien und Freunde. Ein Leser schreibt, sogar der Kontakt zu guten Freunden sei in dieser Zeit auf eine harte Probe gestellt worden, weil er mit jedem in Streit geriet; ein anderer, seine Partnerin habe unter seinem erlahmten Sexualtrieb gelitten. Am Ende der Behandlung sei auch seine Beziehung beendet gewesen. Einem anderen Leser hingegen ist nach der Therapie ein Neuanfang mit seiner Partnerin gelungen.

Zu Beginn von Bernds Behandlung sei alles unproblematisch gewesen, sagt Sophie. In den ersten Wochen sei er einfach krank gewesen und habe viel Aufmerksamkeit und Pflege gebraucht. Darauf habe sie sich einstellen können. »Außerdem war Bernd damals anhänglicher als sonst, das hat mir gefallen.« Im Laufe der Zeit sei er dann immer launischer geworden, habe sich häufig zurückgezogen und Ruhe haben wollen. Manchmal sei ihm ihre bloße Anwesenheit zu viel gewesen. Bernd war latent überfordert – mehr, als den Abend auf der Couch ausklingen zu lassen, schaffte er meistens nicht, neben Job und Kind fehlte ihm einfach die Kraft dafür.

Das reichte Sophie irgendwann nicht mehr. »Ich kam oft nicht an ihn ran und konnte nur frustriert zusehen«, sagt Sophie. »Ich hatte das Gefühl, ich investiere nur noch und bekomme nichts zurück.« Sie habe vieles von dem vermisst, was ihre Beziehung vorher ausgemacht habe – gemeinsame Unternehmungen, Ausgelassenheit, Aufmerksamkeit. Nach einigen Monaten habe sie die Behandlung nicht mehr als Ursache seines Verhaltens akzeptieren können und sei nur noch sauer und enttäuscht gewesen. Die ständige Berg- und Talfahrt, mit Schwerpunkt Tal, habe sie an ihre Grenzen gebracht. Wenn es bessere Stunden oder Tage gab und sie Hoffnung zu schöpfen begann, fiel die Stimmung kurz darauf wieder tief in den Keller. »Es dauerte einfach zu lange, ich habe irgendwann schlicht vergessen, dass er krank ist und nicht anders kann«, sagt Sophie. »Ich habe ihm seine Antriebslosigkeit, Schwäche und Depression vorgeworfen, sein ständiges Gejammer und sein Selbstmitleid haben mich einfach nur noch genervt.«

Ein ebenfalls infizierter Leser hat mir geraten, ich solle versuchen, die Therapie und ihre Nebenwirkungen weitgehend aus meiner Beziehung herauszuhalten, alles andere überfordere den Partner. Ich weiß nicht, wie das gehen soll. Die Behandlung mit all ihren Einschränkungen beeinflusst nicht nur meinen Alltag und meine Stimmungen, sie beherrscht auch oft mein Denken. Ich bin gefangen in meinem kleinen Krankheitsreservat, bin täglich mit der Krankheit konfrontiert, fühle mich auf mich selbst zurückgeworfen und suche nach Bewältigungsstrategien und Austausch. So geht es, soweit ich weiß, den meisten in dieser Situation. Keine Frage, dass meinen Mitmenschen das ziemlich auf die Nerven gehen kann. Möglich, dass mein Bild von einer Beziehung in der Hinsicht zu idealistisch ist – aber erhofft man sich nicht gerade in einer solchen Situation Verständnis und Hilfe vom Partner? Woher die Kraft nehmen, das alles im Alltag in den Hintergrund zu drängen?

Auch Claudia sagt, Georgs Hepatitis-C-Therapie vor vier Jahren sei die Hölle gewesen. Er sei abwechselnd gemein, boshaft und aufbrausend, dann wieder lethargisch und depressiv gewesen. Claudia ist ausgebildete Familientherapeutin, vielleicht ein Grund dafür, dass es ihr besser gelungen ist, mit der Situation zurechtzukommen. »Sicher, Georgs Persönlichkeit und sein Verhalten waren durch all die Chemie verändert«, sagt sie. »Aber ich wusste ja, woher die Veränderung kommt und dass sie wieder verschwindet.« Claudia ist es gewohnt, Verantwortung zu übernehmen, beruflich und privat. Sie hat versucht, Georgs Behandlung nicht nur mitzutragen, sondern auch aktiv mitzugestalten. Hat versucht, für ihn da zu sein und ihn gleichzeitig zu fordern.

Die größte Belastung, sagt Claudia, sei der radikale Bruch im Beziehungs- und Rollengefüge. Sie hat recht. Jede Beziehung wurzelt immer auch in unausgesprochenen Verträgen, in Rollenverteilungen, Zuständigkeiten, gemeinsamen Ritualen und Erlebnissen. Während der Hepatitis-C-Behandlung löst sich dieses Gefüge unfreiwillig auf, die Verträge werden brüchig; Verlässlichkeit, Vertrautheit und Kalkulierbarkeit des Partners nehmen ab, positive gemeinsame Erlebnisse, die Nähe erzeugen, werden seltener, Streitigkeiten dagegen häufiger. Die Beziehung, der Umgang miteinander müssen neu verhandelt und flexibler gestaltet werden. Wohl die größtmögliche Herausforderung für jede Partnerschaft. Eine Herausforderung, der Linda und ich anscheinend nicht gewachsen sind. Sie kommt nicht zurück. Zumindest nicht in absehbarer Zeit. In der Wohnung ihrer Freundin ist es ihr zu eng geworden, sie hat sich ein Zimmer gemietet. Ein weiterer Schritt weg von mir, weg voneinander.

Woche fünfunddreißig
Auflösung allüberall und Essen auf Rädern

Etwas fehlt. Freitagabend, Linda holt einige Möbel und Kleidung aus unserer Wohnung. Fünf Jahre haben wir zusammengelebt, noch nicht einmal drei Jahre ist es her, dass wir diese Wohnung gemeinsam ausgesucht und eingerichtet haben. Lindas Bett, ein Regal, zwei kleine Schränke, Bettwäsche und Handtücher verschwinden im Treppenhaus, den Flur hinunter. Unsere Wohnung zeigt erste Auflösungserscheinungen: Nägel ragen aus der nackten Wand, wo vorher Bilder hingen, Lindas Zimmer halbleer und seiner Funktion beraubt, die Kleidung im Schrank ausgedünnt. In ähnlicher Weise scheint sich unsere Beziehung aufzulösen: Das hier ist etwas völlig anderes, als mit zwei Taschen voller Wäsche bei einer Freundin unterzuschlüpfen.

Was fehlt, ist der Schmerz. Ich fühle mich wie paralysiert, spüre nur eine stumpfe Leere und Erschöpfung. Verzweiflung und Zukunftsangst, Schmerz und Trauer sind irgendwo in mir vergraben. Da ist nur noch ein dumpfes Pochen am Rande der Wahrnehmung, zugedeckt von den Chemikalien in meinem Körper. Ich hasse diesen Zustand, ich will meinen Schmerz zurück!

Am Abend setze ich mir die 35. Interferonspritze. Dreizehn noch, dann ist es überstanden. Ich sehne diesen Moment herbei. Gleichzeitig fürchte ich ihn. Was, wenn Linda und ich nicht mehr zusammenfinden? Im Moment füllt die Behandlung mein Leben aus, im Guten wie im Schlechten. Sie strukturiert die Tage und gibt mir ein Ziel – meinen Alltag angemessen zu organisieren, bis zum Ende durchzuhalten, gesund zu werden. Am Ende steht die Zukunft. Aber diese Zukunft, unsere gemeinsame Zukunft, bröckelt gerade. Vielleicht ist es ja gar nicht so schlecht, dass meine Gefühle weitgehend unterdrückt sind. Ich weiß nicht, ob ich die volle Dosis Verlust- und Zukunftsangst, Einsamkeit und Verzweiflung in meinem lädierten Zustand aushalten würde.

Am Samstag finde ich einen Prospekt in meinem Briefkasten. Auf der Titelseite zwei rüstige und sichtbar gut gelaunte Senioren an einem gedeckten Tisch, vor sich ein Glas Weißwein, Fleisch, Gemüse und Kartoffeln auf dem Teller. »Mittagessen direkt ins Haus, ab 1 Portion«, verspricht eine Firma mit dem Namen »Hamburger Küche & Heimkost«. Vielleicht ist das was für mich? Vergangenen Sonntag hat Anke mir Essen gebracht. Ihr Mann hat am Abend zuvor seinen Geburtstag gefeiert, das Büfett war größer als der Hunger der Gäste, mein Glück. Trotzdem, die Vorstellung, mit 41 Jahren ganz offiziell Essen auf Rädern zu bestellen, ist zu gruselig. Dann doch lieber den Pizzaservice anrufen, Essen auf Rädern für Unter-60-Jährige.

Am Sonntag ruft Simone an. Sie hat vor wenigen Wochen eine neue Stelle angetreten. Eine neue Herausforderung nach dem Verlust und Stillstand der vergangenen Monate, ihr Leben hat wieder Struktur und Richtung. Bei einer Betriebsfeier hat sie zufällig erfahren, dass einer der neuen Kollegen ebenfalls gerade eine Hepatitis-C-Therapie absolviert. Ihr war bereits aufgefallen, dass dieser Kollege häufig krankgeschrieben ist. Neben der Beziehung ist der Job die zweite große Baustelle, die eine Interferontherapie nach sich zieht. Das hat vor allem Simone deutlich spüren müssen, das Ende ihre Selbstständigkeit zehrt noch an ihr.

Zumindest in dem Bereich habe ich Glück. Ich muss meine Krankheit und meinen Zustand nicht verheimlichen, im Gegenteil – ich kann darüber schreiben, die Krankheit in meine Arbeit integrieren. Und in der Regel gelingt es mir ganz gut, meine Aufträge zu erledigen. Wenigstens so, dass ich meine Rechnungen bezahlen kann. Selbstverständlich ist das nicht, vor allem für Selbstständige und Freiberufler ist die Behandlungszeit meist mit finanziellen Einbußen verbunden. Und auch bei abhängig Beschäftigten sieht es oft nicht anders aus: Ein Leser hat mir geschrieben, seine Kollegen hätten mehrfach dumme Bemerkungen über sein häufiges Kranksein gemacht und ihn der Faulheit verdächtigt. Die meisten Hepatitis-C-Kranken zögern, Kollegen und Vorgesetzte über die Infektion und deren Behandlung zu informieren. Aus gutem Grund – die Krankheit ist nach wie vor mit Vorurteilen behaftet. Eine Betroffene berichtete, selbst die wenigen, ausgesuchten Kollegen, die sie ins Vertrauen gezogen habe, seien daraufhin eher auf Distanz gegangen. Ein anderer – leitender Angestellter – war nach Ende der Therapie, die zudem noch ohne den erwarteten Erfolg geblieben war, entlassen worden. Mit einem gesundheitlich angeschlagenen Mitarbeiter, einem, der häufig krankgeschrieben war, mochte die Firmenleitung sich wohl nicht belasten, auch wenn der offizielle Kündigungsgrund ein anderer war. Eine Leserin hat, gegen den eigenen, inneren Widerstand, bei einem Bewerbungsgespräch ihre Infektion nicht verschwiegen. Sie war der Firma nicht einmal eine Absage wert.

Bernd hat seinen Chef zu Beginn der Behandlung nicht informiert. Er hoffte, seine Arbeit wie gewohnt erledigen zu können. Doch nach einigen Wochen musste er feststellen, dass es ihm unmöglich war, die geforderten Umsatzzahlen zu erreichen, und hat deshalb seinen Arbeitgeber in Kenntnis gesetzt. Sein Chef hat Verständnis gezeigt und ihm alles Gute für den Gesundungsprozess gewünscht. Gesundheit sei das Wichtigste, kranke Mitarbeiter nützten ihm nichts. Nur gut, dass Bernds Behandlung erfolgreich war!

Auch Georg hat an seinem Arbeitsplatz positive Erfahrungen gemacht – seine berufliche Leistungsfähigkeit lag während der Behandlung bei maximal sechzig Prozent, Arbeitgeber und Kollegen haben Rücksicht genommen, ihn geschont und entlastet.

Woche sechsunddreißig
Ich werde beneidet und beschimpft, und ein Großschriftsteller hat Probleme mit dem Harndrang

Kein Bett für mich in Basel. »Tut mir leid, Ihr Zimmer wurde für Freitagnacht reserviert«, sagt der Mann an der Hotelrezeption. »Heute sind wir leider ausgebucht.« Es ist Donnerstagnacht, 23 Uhr. Am Freitag soll ich im Rahmen des Internationalen Literaturfestivals Basel lesen. Die Organisatoren haben Flug und Übernachtung gebucht, nur leider passen die Buchungen nicht zueinander. Ärgerlich ist so etwas immer. In meinem desolaten Zustand ist es ein Albtraum: Die Reise hat mich völlig geschafft, ich möchte nur noch liegen. Die Frage ist: wo? Ein freies Hotelzimmer zu finden, erweist sich als schwierig. Die Stadt ist ausgebucht. Der freundliche Mann an der Rezeption telefoniert beinahe eine Stunde, dann hat er ein Zimmer für mich gefunden, endlich. Glück im Unglück, das Hotelzimmer ist hell und freundlich, vor dem Fenster fließt der Rhein.

Aber spätestens wenn das Licht gelöscht ist, wird jedes Hotelzimmer in einer fremden Stadt zu einem kalten, einsamen und irgendwie unwirtlichen Ort. Ich schlafe schlecht, wie meistens, wenn ich ein oder zwei Nächte allein in einem Hotel verbringe. Nach dem Frühstück bleiben mir noch drei Stunden Zeit bis zum Beginn der Lesung. Die Baseler Altstadt direkt vor der Hoteltür, und eigentlich habe ich Lust und Zeit, einen Spaziergang zu machen. Allein, mir fehlt die Energie. Ich fühle mich zerschlissen, also zurück ins Bett, Kraft schöpfen für die Veranstaltung und die Rückreise. Ich muss meine Kräfte einteilen. Zwölf Wochen noch, dann ist es vorüber. Ich kann es kaum erwarten, dass der Tag für mich wieder mehr als drei oder vier Stunden hat und der Schlaf eine ganze Nacht dauert.

»Ich beneide dich«, sagte Corinna, als wir am Morgen des Vortages telefoniert haben. »Du kommst wenigstens rum, das ist doch aufregend.« Nein, ist es nicht. Zumindest nicht immer und vor allem nicht heute. Corinna lebt mit Kiara, ihrer jüngeren Tochter Kimena, ihrem Mann, drei Hunden und einem halben Dutzend Pferden in dem Dorf im Rheinland, in dem ich die ersten Jahre meines Lebens verbracht habe. Kinder und Tiere lassen ihr nur wenig Freiraum, zu verreisen ist fast unmöglich. Trotzdem beneide ich sie. Um ihre Familie, ein Zuhause, das sie mit Menschen teilt, die sie liebt, die klaren Tagesabläufe, eine Gegenwart und eine Zukunft ohne allzu viele Fragezeichen. Zumindest auf mich wirkt ihr Leben so. Ziemlich verlockend.

Das Internationale Literaturfestival dagegen erscheint mir weniger verlockend. Das Messezentrum ist voll von Menschen, Stimmengewirr, in das sich Fetzen von Lesungen und einer Podiumsdiskussion mischen. Zu viel Geräusch, zu viel Bewegung, dazu die klimatisierte Luft – alles ist zu wuselig, zu viel, mal wieder. Ich flüchte mich in ein Straßencafé, am Tisch neben mir sitzt Jürgen von der Lippe und spielt Schach.

Später lese ich in einer nur mit Stoffbahnen abgetrennten Ecke der Messehalle, ich muss die Geräuschkulisse übertönen. Die Lesung strengt mich mehr an als üblich. Es herrscht ein Kommen und Gehen, Zuhörer setzen sich und verschwinden wieder, es ist schwierig für mich, konzentriert zu bleiben. Ich sehne mich nach meinem Wohnzimmer.

Am späten Freitagabend, nach meiner Rückkehr, noch kurz in die Pommesbude an der Ecke. Essen als orale Befriedigung, wirklich hungrig bin ich eigentlich nicht. Am Stehtisch neben der Theke streitet ein Pärchen, die beiden sind Ende vierzig oder Anfang fünfzig. Sie ist angetrunken, er ziemlich besoffen. Sie will nach Hause, er noch bleiben. Sie redet verzweifelt auf ihn ein, versucht, ihn nach Hause zu lotsen. »Wenn er jetzt nicht mitkommt, geht er anschließend zu Rosi in die Eckkneipe und ich kann bis morgen früh auf ihn warten, das ist immer so«, klagt sie einem anderen Gast ihr Leid. Ihr Mann versucht abzuwiegeln, er lallt und schwankt dabei. Ich kann die Not und Verzweiflung der Frau gut nachvollziehen. Ähnliche Diskussionen habe ich mit Linda in den vergangenen Monaten auch führen müssen, mit umgekehrten Rollen. Zum ersten Mal denke ich, es hat auch Vorteile, dass sie ausgezogen ist. Ich bin froh, von solchen Szenen im Moment verschont zu bleiben. In der Nacht die 36. Interferonspritze.

Am Sonntag warte ich wieder vergeblich auf Schlaf. In dieser Nacht erscheint mir meine Wohnung beinahe wie ein Hotelzimmer – ungastlich, irgendwie leer. Ich nehme meinen iPod mit ins Bett, er spielt gegen die Stille an, aber die Musik vermag die Leere nur notdürftig zu füllen. Gegen fünf Uhr morgens falle ich in einen unruhigen Schlaf.

Ein oder zwei Wochen zuvor hat sich ein Leser per Mail über meine Kolumne beschwert. Er vermisse die gesellschaftliche Relevanz, meine Texte seien »eine Chronik des Jammerns« und geprägt von »Banalem und Irrelevantem, für die Leser so interessant wie eine Chronik über Hämorrhoiden bei Rentnern«. Außerdem bemängelt er eine »fehlende Auseinandersetzung mit den eigenen Anteilen« der Erkrankung. Auch wenn der Ton des Briefes meiner Meinung nach unangemessen beleidigend ist, ich kann die Einwände teilweise nachvollziehen. Zugegeben, es ist nicht von gesellschaftlicher Relevanz, dass ich beim Kartenspielen verliere, Termine vergesse, nachts häufig auf die Toilette muss und unter Schlaflosigkeit leide. Aber macht nicht gerade das, was der Leser als banal bezeichnet, unseren Alltag aus? Besteht nicht eine der größten Herausforderungen während einer

Hepatitis-C-Therapie oder in anderen Situationen, die das Leben auf den Kopf stellen, gerade darin, diesen banalen Alltag zu bewältigen, den psychischen und physischen Einschränkungen und Veränderungen zum Trotz? Veränderungen, die leider oft so gravierend sind, dass sie mich völlig vereinnahmen und mir den Blick über den Tellerrand meiner Krankheit hinaus, hin zu einer gesamtgesellschaftlichen Perspektive, verbauen. Meiner Meinung nach ist die Entscheidung für die Behandlung, der tägliche Kampf mit den Nebenwirkungen, das Bemühen, durchzuhalten und so weit wie möglich meiner Arbeit nachzugehen, der Versuch, Verantwortung für mich und mein Leben zu übernehmen.

Anfang der Woche war im *Spiegel* zu lesen, dass sogar der an Krebs erkrankte Schriftsteller Walter Kempowski in seinen Tagebuchaufzeichnungen seinen gesteigerten Harndrang der Erwähnung wert findet. Irgendwie tröstlich, auch wenn ich mich nie mit so einem literarischen Schwergewicht vergleichen würde.

Überhaupt scheinen langwierige Krankheiten, so unterschiedlich sie sein mögen, die Menschen durchaus vor vergleichbare Probleme zu stellen. Eine Leserin, verheiratet und Mutter zweier Kinder, schreibt in ihrer Mail von der Herzoperation ihres Mannes, mehr als zehn Jahre zuvor. Nach der Operation waren immer wieder Komplikationen aufgetreten – Amnesie, Entzündungen, Thrombose, Leukopenie, suizidale Tendenzen –, die eine starke medikamentöse Behandlung, Krankenhausaufenthalte und vor allem eine massive Veränderung des Alltags, eine Einschränkung der Lebensqualität und der Leistungsfähigkeit nach sich zogen. Seit dieser Zeit sei die Beziehung und das Familienleben von der Krankheit geprägt und beherrscht, eine große Belastung für alle. Sie schreibt auch davon, wie sie und ihr Mann immer wieder Trost und Hoffnung aus kleinen Fortschritten und glücklichen gemeinsamen Momenten schöpfen.

Eine andere Leserin schrieb mir von ihrer Beziehung zu einem suchtkranken Mann, die sie vor Jahren schon beendet hat, weil sie sich seiner Krankheit und deren Auswirkungen auf das Zusammenleben nicht gewachsen fühlte. Sie berichtete von Scham und Schuldgefühlen. Zumindest für die Beteiligten scheint die Krankheit und die Veränderungen im Alltag elementare Auswirkungen zu haben.

Am Dienstag erfahre ich die Ergebnisse meiner Blutuntersuchung – das Virus ist weiterhin nicht mehr nachweisbar, die Leberwerte sind in Ordnung, die Anämie hat sich auf einem stabilen Wert eingependelt. »Sieht gut aus«, sagt mein Arzt. »Jetzt musst du nur noch die letzten Wochen hinter dich bringen.« Werde ich, ganz sicher.

Woche siebenunddreißig
Was bleibt, ist Leere

Unter der Oberfläche lauert etwas Dunkles, Beängstigendes, von den Medikamenten notdürftig auf Abstand gehalten. Es kommt näher: Freitagnachmittag stehe ich minutenlang in meinem Arbeitszimmer und starre die Wand an. Nicht, dass es dort irgendetwas anderes zu sehen gäbe als Putz, Stuck und weiße Farbe. Ich starre ins Nichts, mein Körper wie abgestellt und vergessen, nicht zu mir gehörend. Das Gehirn ausgeschaltet, keine Gedanken, nur graue Schleier. Gruselig. Abends, nach meiner 37. Spritze, sitze ich auf dem Sofa, denke, »es ist Zeit, meine Tabletten zu nehmen«. Die Tabletten sind in der Küche, ich sollte aufstehen und sie holen. Sollte ich. Meine Armbanduhr zeigt 22.05 Uhr. Um 22.23 Uhr sehe ich das nächste Mal auf die Uhr, denke: »Es ist Zeit, meine Tabletten zu nehmen.« Zwanzig Minuten später wieder: »Es ist Zeit, meine Tabletten zu nehmen. Ich sollte in die Küche gehen und sie holen.« Murmeltiertag, gefangen in einer Zeitschleife. Kurz vor 23 Uhr stehe ich endlich vom Sofa auf.

Jede Anstrengung, ob körperlich oder geistig, ist mir zu viel, in jeden Text muss ich mich regelrecht hineinkämpfen. Alle Sicherheit ist dahin – zu Beginn meiner Behandlung war unsere Wohnung, die jetzt meine ist, noch eine Burg, mein geschützter, heimeliger Rückzugsraum. Jetzt erscheint sie mir eher wie ein Baumhaus, schwankend im Wind, nur behelfsmäßig Schutz bietend vor den Bedrohungen, von außen und innen. Nachts warte ich stundenlang vergeblich auf den Schlaf, und wenn er kommt – immer erst in den frühen Morgenstunden –, ist er unruhig und durchsetzt von bösen Träumen. Seit einigen Wochen schließe ich nachts meine Wohnungstür ab, wen oder was ich dadurch aussperren möchte, weiß ich nicht zu sagen. Ohne Musik kann ich nicht einschlafen, die Stille in meinem Schlafzimmer wirkt bedrohlich. Ich schramme am Rande einer Depression entlang, möglich, dass sie mich ohne die tägliche Dosis des Antidepressivums richtig erwischte. Ich mag dieses Medikament nicht. Doch im Moment bin ich froh, es zu haben. Seit einigen Tagen steht fest, dass Lindas Auszug endgültig ist.

Mittwochabend haben wir uns getroffen, zum Essen in einem Restaurant, auf neutralem Boden. »Ich möchte nicht zu dir zurückkommen«, hat Linda gesagt. Seit ihrem Auszug fühle sie sich besser, befreiter. Sie sei in unseren letzten gemeinsamen Monaten sehr unglücklich gewesen. Ihre Liebe zu mir sei dabei auf der Strecke geblieben. Ich bin nicht überrascht, nicht sehr. In den letzten Wochen war die Distanz zwischen uns größer und größer geworden. Linda wollte mich nicht sehen, und bei jedem Telefonat habe ich gespürt, wie wir weiter auseinandertreiben.

Nach dem Essen fährt sie mit dem Fahrrad davon. Ich stehe wie gebannt vor dem Restaurant und schaue ihr nach. Eine Szene aus einem Buch von Philippe Djian fällt mir ein. Da ist diese Frau, die der Ich-Erzähler sehr liebt, mit der zusammenzuleben ihm aber trotzdem nicht gelingen will. Nach einem Streit wirft er sie aus seinem Wagen, lässt sie am Straßenrand stehen und fährt davon. Er sieht zu, wie ihr Bild im Außenspiegel immer kleiner wird und schließlich verschwindet, »das schönste Mädchen, das ich je gekannt habe«. Eine unendlich traurige Szene.

Kurz nachdem Linda um die Ecke gebogen ist, beginnt es zu regnen. Trotzdem rühre ich mich nicht von der Stelle. »Ich wundere mich, dass du so gut damit klarkommst«, hat sie gesagt, nach dem Gespräch, am Ende, als es eigentlich nichts mehr zu sagen gab. Und mich gefragt, ob ich mich im Stich gelassen fühlen würde. Ich muss seit Monaten damit klarkommen, sie zu verlieren, Stück für Stück. Sicher habe ich mich im Stich gelassen gefühlt, damals, als ich krank aus dem Urlaub kam und sie nicht für mich da war. Als sie ausgezogen ist, sich immer weiter von mir entfernt hat. Und sich kaum dafür interessiert hat, wie es mir geht, wie es für mich ist, wenn die Räume um mich herum leerer werden. Ob es mir gelingt, die Kosten für die gemeinsame Wohnung alleine zu tragen. Wut, Trauer, Selbstmitleid, Resignation, Zukunftsangst – all das habe ich durchlebt in den vergangenen Wochen. Jetzt empfinde ich vor allem eine große Leere. Sie ist weg. Und das nicht erst seit heute. Der Schmerz ist dumpf geworden. Ohne die Medikamente wäre es wahrscheinlich schlimmer.

Am kommenden Mittwoch soll ich auf einem Empfang der Grünen im Hamburger Rathaus über Hepatitis C reden und über die Vorurteile, denen man als Infizierter begegnet. Eine willkommene Ablenkung. Zur Vorbereitung lese ich meine alten Tagebucheinträge. Die Ablenkung funktioniert nur zum Teil – zu lesen, wie harmonisch und nah meine Beziehung zu Linda am Anfang der Therapie noch war, mich an unsere gemeinsamen Zukunftspläne zu erinnern, macht mich traurig. Schluss damit, ich muss mich zusammenreißen!

In den ersten Monaten habe ich die Behandlung als eine spannende Herausforderung erlebt, als einen Lernprozess in Sachen Selbstwahrnehmung, Grenzen zu erkennen und zu akzeptieren. Eine Lektion in Demut. Ich habe mich über jedes positive Untersuchungsergebnis gefreut, war stolz auf jede Therapiewoche, jede Anstrengung, die ich bewältigt habe. Sogar auf die freitägliche Spritze habe ich mich gefreut – wieder ein Schritt näher am Ziel. Heute löst die wöchentliche Interferonspritze nur Widerwillen in mir aus, die verbleibenden elf Wochen will ich nur noch hinter mich bringen, irgendwie. Durchhalten, nur noch darum geht es. Meine Welt ist geschrumpft: Viele der bewährten Wege, aus mieser Stimmung herauszukommen, sind mir durch die Nebenwirkungen der Behandlung verbaut. Selbst Tagesausflüge an die See oder Kurztrips am Wochenende überfordern mich. Bleibt Ablenkung und Durchhalten. Mich durch meine Comicsammlung lesen und TV-Serien auf DVD schauen, »Sopranos«, »Six Feet Under«, vielleicht noch einmal »Twin Peaks«, die zweite Staffel ist gerade erschienen. Abtauchen in eine andere Welt, der Realität entfliehen, zumindest für ein paar Stunden. Mich irgendwie über die Tage und Wochen retten.

Möglich, dass die Trennung von Linda mir den Rest gegeben hat. Krisensituationen sind während der Therapie schwer zu verarbeiten. Dummerweise sind es ausgerechnet die Nebenwirkungen, die diese Krisen gerne heraufbeschwören.

Am Dienstag vergangener Woche war Christiane F. bei Sandra Maischberger zu Gast. Sie hat unter anderem von ihrer Hepatitis-C-Infektion berichtet, von ihrer Angst vor den psychischen Nebenwirkungen einer Behandlung. Sie ist alleinerziehend, hat einen elfjährigen Sohn und fürchtet, ihrer Verantwortung als Mutter in der Zeit nur schwer gerecht werden zu können. Mit gutem Grund, ich weiß nicht, ob ich mich dieser Aufgabe im Moment gewachsen fühlen würde. Andererseits, vielleicht ist es gar nicht so schlecht, Verantwortung zu haben, bei aller Belastung. Möglich, dass Verpflichtungen es leichter machen, sich an den eigenen Haaren aus dem Sumpf zu ziehen. Manchmal scheint es mir so. Auch wenn es mir schwer fällt, mich an den Computer zu setzen und zu arbeiten, Texte zu schreiben, Interviews vorzubereiten und zu führen; sobald ich es hinter mir habe, fühle ich mich besser, lebendiger. Ein wenig hilft mir mein preußisches Arbeitsethos dabei – bisher habe ich jeden Termin, den ich vereinbart habe, auch eingehalten.

In der gleichen Maischberger-Sendung hat ein Suchtmediziner vor den Gefahren gewarnt, die die Einnahme selbst von nicht verschreibungspflichtigen Medikamenten in normaler Dosierung über einen längeren Zeitraum mit sich bringt. Dazu gehört auch Ibuprofen, das ich seit Beginn meiner Behandlung immer wieder zur Linderung der Kopf- und Gliederschmerzen nehme, im Moment sogar häufiger als in den ersten Monaten. Auch eine Toleranzentwicklung scheint eingetreten zu sein. Um den gewünschten Effekt zu erzielen, muss ich die Dosis des Medikaments steigern. Ich muss aufmerksamer und vorsichtiger sein.

Am späten Mittwochvormittag habe ich einen Termin bei einem Arzt für anthroposophische Medizin. Der Mann sieht genauso aus, wie ich mir einen Alternativmediziner vorgestellt habe – er trägt ein ziemlich hässliches, leuchtend orangefarbenes Sweatshirt, das Büro ist in Pastelltönen gestrichen, in den Regalen Holzspielzeug für Kinder. Leider redet er auch wie ein lebendes Klischee: »Stellen Sie sich vor, Ihre Seele sei ein Vogel«, sagt er allen Ernstes, als ich über meine Schlafstörungen klage. »Wenn wir schlafen, verlässt die Seele den Körper und fliegt davon. Schauen wir mal, was Ihre Seele festhält.« Oh Mann! Aber egal, ich bin verzweifelt und greife nach jedem Strohhalm. Das homöopathische Seelenlösungsmittel, das er mir verschreibt, werde ich ausprobieren. Das Medikament, das die Leber unterstützen soll, und die Tropfen zur Leistungssteigerung auch. Ich habe nichts zu verlieren. Das Mistelpräparat zur Injektion, das er mir mitgibt, werde ich nicht einsetzen. Davon hatte mir der Arzt, den ich einige Wochen zuvor konsultiert habe, wegen unvorhersehbarer Kreuzreaktionen mit meiner Kombinationstherapie ausdrücklich abgeraten. Wirklich vertrauenerweckend wirkt dieser Anthroposoph nicht.

Woche achtunddreißig
Männerklischees, die Originalität des Unglücks und unterschiedliche Wege der Organvergabe

Meine Organe sind tatsächlich zu etwas nütze. Abgesehen davon, dass sie mich am Leben halten, natürlich. Jahrelang habe ich gedacht, meine Innereien seien nach meinem Ableben so etwas wie Sondermüll. Dass ich trotz Hepatitis-C-Infektion und langjährigem Drogenkonsum unter gewissen Voraussetzungen als Organspender in Frage komme, ist mir neu. Ich werde mir schnellstmöglich einen Spenderausweis besorgen.

Am Mittwochabend ist der Empfang der Grünen im Hamburger Rathaus, Thema der Veranstaltung ist Lebertransplantation bei Hepatitis C. Tatsächlich stellen Hepatitis-C-Infizierte, erfahre ich, den größten Anteil der Patienten, die eine Spenderleber bekommen. Und bei der größten Gruppe innerhalb der HCV-Infizierten, erläutert eine Ärztin des Universitätsklinikums Eppendorf, sei der Infektionsweg nicht geklärt. Ungefähr ein Drittel gehöre nicht zu Risikogruppen, also intravenösen Drogenkonsumenten, Klinikpersonal, Gefängnisinsassen oder Empfängern von Bluttransfusionen. Damit ist das Stigma einer ausschließlichen Junkieseuche auch statistisch widerlegt.

Die Ärztin berichtet von einem Patienten, einem Architekten, der Anfang der neunziger Jahre von seiner Hepatitis-C-Infektion erfuhr und nach langem Leiden an der Krankheit – bis hin zum Leberversagen – dank eines Spenderorgans seit vergangenem Jahr wieder ein fast normales Leben führen kann. Die Erfolgsquote einer Lebertransplantation liegt bei HCV-Infizierten bei 87 Prozent, eine sehr gute Quote. Doch es fehle an Organspendern.

Leider gibt es auch weniger aufbauende Beispiele – ein Mitglied der Hepatitis-C-Selbsthilfegruppe in Hamburg hat zwei erfolglose Interferontherapien und eine Lebertransplantation hinter sich. Mittlerweile hat das Virus selbst die neue Leber stark beschädigt, er wartet auf seine nächste Transplantation. Ein anderer Betroffener hat bereits vier erfolglose Therapien hinter sich gebracht. Erschütternde Vorstellung!

Am Donnerstagnachmittag sitze ich mit Christoph in einem Straßencafé, es geht ein leichter Wind, die Sonne wärmt mein Gesicht. Ein Tag, so recht zum Hineinbeißen, um es mit Erich Kästner zu sagen. Ich bin halbwegs ausgeschlafen, mein Kopf ist klar, mein Körper wach, die Arbeit ging mir gut von der Hand, so soll es sein. Na gut, ich habe bis Mittag im Bett gelegen, aber egal. Eine Wohltat, vor allem nach den vielen grottenfinsteren Tagen und Nächten, die hinter mir liegen. Leider sind solche Momente, die mir eine Atempause verschaffen und mir die Gelegenheit geben, etwas Energie zu tanken, in den vergangenen Wochen selten geworden. Aber es gibt sie, Gott sei Dank!

Am Abend wage ich mich sogar zum Auftritt der Pet Shop Boys in den Stadtpark, mein erster Konzertbesuch seit vielen Monaten. Ein Open Air, das zudem früh am Abend beginnt. Klingt ideal – ich bin an der frischen Luft statt in einer verrauchten Halle und nicht so spät wieder zu Hause, der Stadtpark grenzt beinahe an meine Wohnung. Außerdem liebe ich die Band, ihre Konzerte sind jedes Mal ein Ereignis. Ein wenig Ablenkung und Normalität in meinen Alltag zu bringen, kann nicht schaden. In der Praxis erweist sich der Konzertbesuch aber als keine so gute Idee – bei Tageslicht verliert die Bühnenshow der Pet Shop Boys an Reiz, ohne Bier irgendwie auch, außerdem ist es kalt, feucht und windig. Spaß macht das nicht. Ich bin bereits zu Hause, bevor die Band ihre Zugabe spielt. Die Rückkehr in die Normalität verschiebe ich bis auf weiteres. Stattdessen richte ich mich wieder wohlig in meinem mittlerweile vertrauten Nebenwirkungsgetto ein.

Am Freitag setze ich mir die 38. Interferonspritze. Am Samstag mutiere ich zum lebenden Männerklischee: Steak-Essen mit Bernd, danach das DFB-Pokalfinale im Fernsehen, anschließend der Boxkampf von Artur Abraham. Die gute Stimmung hält an, sogar am Sonntag bin ich überraschend fit. Pfingstmontag schlafe ich bis mittags, nach dem Frühstück sitze ich einige Stunden am Schreibtisch. Am Abend nehme ich meine Wirbelsäulengymnastik wieder auf, das erste Mal seit Wochen. Anschließend in die Badewanne, danach Wäsche waschen und Essen kochen, alles kein Problem. Solche Tage sind wie ein kostbares Geschenk.

»Ich weiß nicht, ob ich mir das antun möchte«, hat mir ein Leser vergangene Woche geschrieben. Er ist ebenfalls mit dem Hepatitis-C-Virus infiziert und kann sich nicht zu einer Behandlung entschließen, zu sehr fürchtet er die von mir beschriebenen Nebenwirkungen. Möglich, dass meine Schilderungen manchmal abschreckend klingen. Schließlich sind es vor allem die üblen Tage und Nächte, die sich mir einprägen und Eingang in mein Tagebuch finden. Die beschwerdearmen Tage, die, an denen ich ohne größere Blessuren durch den Alltag komme, hinterlassen weniger Spuren in meinen Texten. Aber es gibt sie, immer wieder. »Alle glücklichen Familien gleichen einander, jede unglückliche ist auf ihre Weise unglücklich«, heißt es bei Tolstoi. Deshalb werden die unglücklichen auch häufiger und ausführlicher beschrieben, in der Literatur, auf der Bühne oder im Film. Für gute und schlechte Tage gilt Ähnliches.

Alles in allem ist das Verhältnis von guten und schlechten Tagen in den neun Monaten seit Behandlungsbeginn relativ ausgeglichen, auch wenn die schlechten in den vergangenen Monaten deutlich an Boden gewonnen haben. Und meistens überwiegt weder das eine noch das andere, sondern die Tage sind ganz normal, Tage, die man hinter sich bringt und abhakt. Wie sonst auch. Nur, dass die schlechten Tage deutlich mieser sind als üblich und die guten weniger aufregend. Genau genommen gehören die normalen Tage in dieser Zeit schon zu den guten.

Anfang der Woche sorgt die holländische Produktionsfirma Endemol, Erfinder von TV-Quark wie »Traumhochzeit« oder »Big Brother«, wieder für Schlagzeilen – Freitagabend soll im holländischen Fernsehen eine neue Show starten, in der drei Kandidaten um eine Niere kämpfen. Die todkranke Organspenderin bestimmt am Ende der Sendung, welcher Kandidat ihre Niere bekommt, die Zuschauer dürfen per Telefon ihr Votum abgeben. Bizarr. Der verantwortliche Sender betont in seinen Statements, die Sendung wolle auf die Bedeutung der Organspende aufmerksam machen und um Spender werben. Zumindest ist es ihr gelungen, das Thema in die Medien zu hieven. Ich bin gespannt, ob es etwas bewirkt.

Woche neununddreißig
Die Nacht, die Geister

Endlich einstellig! Freitagabend setze ich mir die 39. Interferonspritze, bleiben noch neun. In gut zwei Monaten ist die Behandlung vorüber, endlich. Mir reicht's.

Der Samstag ist grau, windig und kühl, einfach großartig! Ich spüre, wie das Interferon meinen Körper durchflutet, doch dieses Mal halten sich die Auswirkungen in Grenzen. Zwar fühle ich mich geschwächt und verlangsamt, aber unangenehm ist es eigentlich nicht – ein vertrautes, beinahe schon heimeliges Gefühl. Das Interferon zeigt sein freundliches Gesicht. Die Nebenwirkungen der Medikamente sind zu einem integralen Bestandteil meines Lebens geworden, die wöchentliche Spritze strukturiert meinen Alltag. Ich räume meine Wohnung auf, bade und sehe mir das Finale der Handballbundesliga im Fernsehen an. Ein guter Samstag, ich fühle mich nicht so kaputt und überfordert wie in den letzten Monaten häufig. So kann das Wochenende weitergehen.

Seit einigen Tagen scheint die bleierne Decke der Erschöpfung von mir genommen, körperlich bin ich deutlich belastbarer, vor allem, da die bisher allgegenwärtigen Gliederschmerzen verschwunden sind. Eine Woche ist es her, dass ich die letzten Schmerztabletten eingenommen habe. Vielleicht hat mein Körper sich schlussendlich an die chemische Dröhnung gewöhnt, wer weiß. Möglich auch, dass die homöopathischen Medikamente erste Wirkung zeigen.

Die Schwierigkeiten beginnen in den Abendstunden. Unruhe treibt mich um. Es fällt mir zusehends schwerer, allein in der Wohnung zu sein. Ich fühle mich unausgelastet, etwas fehlt. Nachts finde ich keinen Schlaf. Ich gehe gegen Mitternacht ins Bett, lese, höre Musik, dann Licht und Musik aus. Ich liege in der Dunkelheit, warte. Der Schlaf kommt nicht. Gegen fünf Uhr morgens sehe ich zum letzten Mal auf die Uhr. Irgendwann schlafe ich doch ein, draußen dämmert schon der Morgen. Ein zerhackter Schlaf, ich träume schlecht, wache immer wieder auf. Dieses Ritual begleitet mich seit Wochen, Nacht für Nacht. Vor Mittag bin ich am nächsten Tag zu nichts zu gebrauchen, konzentriert zu arbeiten fällt mir schwer.

Am Sonntag ruft Linda an. Aus meinen Albträumen auf meinen Anrufbeantworter – in der Nacht habe ich von Trennung und Streit geträumt, mal wieder, von einer fremden, hässlichen Wohnung, in der ich gestrandet war und mich nicht zu Hause fühlte. Von bedrohlichen, labyrinthischen Räumen, aus denen ich nicht herausfand. Linda bringt mir meine CDs und Bücher zurück. Nachdem sie gegangen ist, fühle ich die Schwerkraft in meiner Wohnung wieder merklich ansteigen. Jetzt am Schreibtisch zu sitzen und zu schreiben ist unmöglich, also auf das Sofa, Musik hören. Das Schlimmste, denke ich, ist das Verschwinden der Liebe. Es ändert alles: Der andere wirkt mit einem Mal wie aus der Realität gerückt – ich kann ihn sehen, mit ihm reden, ihn sogar anfassen. Aber nichts ist mehr so wie zuvor: die Art, wie ich Linda ansehe, wie sie meine Blicke erwidert oder eben nicht, der Ton, in dem wir miteinander reden. Berühren mag ich sie gar nicht, das ist das Gruseligste. All das Vertraute, Leichte, Selbstverständliche, die Gemeinsamkeiten und die Nähe, die unsere Beziehung ausmachten, wie weggeblasen. An den Rand geschoben, in den Hintergrund gedrängt, verblasst. Alles hat sich verändert, sie, ich, als wären wir zweidimensional geworden, unberührbar. Fremd, in der Erinnerung aber noch so nah.

Am Abend telefoniere ich mit Simone. Sie leidet immer noch unter Schlafstörungen, nachts überfällt sie Juckreiz am gesamten Körper. Es kann bis zu einem halben Jahr dauern, bis durch Medikamente hervorgerufener Juckreiz wieder verschwindet, die Haut reagiert auf Dauermedikation oft noch lange Zeit danach empfindlich. Jochen hat einige Wochen nach Behandlungsende eine Gürtelrose bekommen, laut seinem Hautarzt möglicherweise ausgelöst durch die Hepatitis-Medikamente.

Ich befinde mich ebenfalls seit Wochen auf einem Kreuzzug gegen Hautirritationen. Die geröteten, schuppigen Stellen in meinem Gesicht sind zahlreicher und größer geworden, mein Zahnfleisch ist entzündet, meine Lippen sind rau, die Mundwinkel eingerissen. Immer wieder bilden sich Herpesbläschen, seit Monaten ist meine Nasenschleimhaut wund und blutig. Meerwasser und Dexpanthenol als Nasenspray, Bepanthensalbe gegen rote Flecken, antibakterielle Mundspülungen, Fettcreme für die Lippen, Penciclovir gegen den Herpes – mein tägliches Pensum an Cremen, Spülen und Sprühen scheint Stunden in Anspruch zu nehmen. Ich verbringe mehr Zeit vor dem Spiegel als Paris Hilton.

Am Montag sage ich der Schlaflosigkeit den Kampf an. Am Morgen zwinge ich mich früher aus dem Bett als üblich, am Abend gehe ich joggen, zum ersten Mal seit rund acht Monaten. Eine Viertelstunde, ganz langsam, mehr ist nicht drin. Wenn es zu anstrengend wird, gehe ich einige Minuten. Ich bin dennoch stolz auf meine Leistung. Ich fühle mich wohl, meine Stimmung steigt. In den vergangenen Wochen, als die Gliederschmerzen und die Erschöpfung mich niederstreckten, war das undenkbar. Allein, es nützt nur bedingt – in der Nacht quält mich wieder Schlaflosigkeit. Stunde um Stunde liege ich auf meinem Sofa, das Licht gelöscht, mein iPod spielt leise im Hintergrund. An der Zimmerdecke der Widerschein der Autoscheinwerfer von unten auf der Straße, von meinem Fenster aus kann ich das rote Licht auf dem Dach des Planetariums sehen, dahinter der schwarze Himmel. Eine schöne Nacht. Wäre da nicht die Schlaflosigkeit und die lauernde Finsternis in meinen Gedanken. Ich werde meinen Arzt bitten, mir Schlaftabletten zu verschreiben.

Woche vierzig
Freibadflucht, Signalverwirrung und olympisches Liegen

Am Freitag vertreibt die Sonne mein kleines, persönliches Zwischenhoch: Dreißig Grad, die Hitze lastet schwer und drückend auf der Stadt. Mich knüppelt sie nieder, an Bewegung ist gar nicht zu denken. Ich bin froh, wenn ich nicht vom meinem Schreibtischstuhl falle. Gleichwohl, körperlich fühle ich mich weiterhin relativ gut. Wenn diese Hitze nicht wäre, dagegen helfen keine Tropfen, keine Tabletten. Mein Hirn verdampft. Texte zu schreiben gleicht dem Versuch, aus Trockenobst Saft zu pressen. Ich erinnere mich, in meinen ersten Jahren auf dem Gymnasium gab es bei einer Temperatur von 27 Grad und mehr hitzefrei. Diese Regel sollte ein Leben lang gelten, meine ich.

Am frühen Nachmittag erfahre ich die Ergebnisse der letzten Leberuntersuchung. Seit Wochen spüre ich einen Druck im Leberbereich, vor allem nachts, wenn ich im Bett liege und auf Schlaf warte. Mein Arzt beruhigt mich, alle Leberwerte seien gut, und die Anämie schreite nicht fort. Aus der Apotheke schleppe ich eine prall gefüllte Tüte nach Hause, demnächst benötige ich wohl eine Reisetasche, um meine Medikamente zu transportieren. Abends im Kino mit Simone, der Raum ist klimatisiert, eine Wohltat. Anschließend setze ich mir die 40. Interferonspritze. Bleiben noch acht. Ein wenig erinnert mich das an meine Kindheit, an die Wochen und Tage vor Weihnachten: »Mama, wie oft noch schlafen?«

Ich habe mich entschlossen, als Anschlussmaßnahme nach der Behandlung eine Kur zu beantragen. Eigentlich hatten Linda und ich geplant zu verreisen. Ihre älteste Freundin hatte uns nach Südafrika eingeladen, wo sie seit einigen Jahren lebt. Im Herbst dieses Jahres sollte es losgehen, eine Art Belohnung, für uns beide. Jetzt also stattdessen drei Wochen Kur, wahrscheinlich in irgendeiner deutschen Kleinstadt. Auch gut.

Am Sonntag schlägt mein Kreislauf Kapriolen. Mir schwindelt, wenn ich nur vom Stuhl aufstehe, auf dem Weg zwischen Wohnzimmer und Küche gerate ich ins Torkeln. Bernd ruft an, er will mit Paul ins Freibad, für mich ausgeschlossen. Schwimmbad, Eiscafé, Elbe, Stadtpark oder was immer einem an so einem sonnigen, heißen Tag einfallen mag, kommt für mich nicht in Frage – ich verbarrikadiere mich in meiner Wohnung. Die Fenster geschlossen und die Gardinen zugezogen, so lässt es sich ganz gut aushalten. Olympisches Lungern – vor mir der Fernseher, einige Bücher und Comics. Es gibt Schlimmeres. Zum Beispiel Freibäder, in denen die Menschen ölige Haut an öliger Haut liegen. Seit meiner freitäglichen Interferonspritze hat die biblische Weisung, am siebten Tage zu ruhen, zentrale Bedeutung für mich.

Ein Leser schreibt mir, dass er seit Dezember 2004 wöchentlich Interferon spritzt. 36 Monate dauert seine Behandlung, bis Ende dieses Jahres. 2004 war ihm ein malignes Melanom, eine sehr bösartige Form des Hautkrebses, operativ entfernt worden. Obwohl das Melanom noch keine nachweisbaren Metastasen gebildet hatte, empfahl der Arzt eine anschließende Interferonbehandlung. So soll das Risiko einer Metastasierung verringert werden. Glücklicherweise seien die Nebenwirkungen mittlerweile nur noch am Tag nach der Spritze deutlich spürbar, den Rest der Woche habe er Ruhe. Zumindest muss er nicht zusätzlich täglich Ribavirin schlucken. Sonst wären 36 Monate Therapie wohl auch kaum durchzustehen.

Abends nehme ich eine halbe Schlaftablette. Bis in die frühen Morgenstunden wach zu liegen und nach dem Einschlafen alle zwei oder drei Stunden wieder aufzuwachen, Nacht für Nacht, Woche für Woche, zermürbt. Wenigstens ab und an möchte ich halbwegs Ruhe finden und einfach nur schlafen.

Nach langem Überlegen und eindringlichem Appell an meine Vernunft und Vorsicht hat mein Arzt mir Diazepam verschrieben. Der Wirkstoff hat, selbst bei vorschriftsmäßiger Dosierung, ein starkes Abhängigkeitspotenzial, ich darf die Tabletten nicht täglich nehmen, nicht einmal über einen Zeitraum von wenigen Wochen hinweg. Ich weiß das alles. Mit Diazepam und anderen Benzodiazepinen habe ich reichlich Erfahrung, in meinen Entzugsphasen habe ich diese Pillen in großen Mengen geschluckt, und meine letzte Abhängigkeitsepisode hatte vor neun Jahren mit Tablettenmissbrauch in Kombination mit Alkohol begonnen. Ich habe einen Höllenrespekt vor den Dingern. Eine ganze Tablette zu schlucken wage ich nicht, zu sehr fürchte ich die Müdigkeit am folgenden Tag. Also nur eine halbe, obwohl das Medikament nicht sehr hoch dosiert ist. Fünf Milligramm – in der Drogenszene haben wir die Jungs milde belächelt, die uns Diazepam in dieser Stärke verkaufen wollten. Tatsächlich kommt der Schlaf in dieser Nacht ein oder zwei Stunden früher, der große Durchbruch in Sachen Nachtruhe ist es allerdings noch nicht.

Am Montagnachmittag habe ich einen Termin bei meinem Physiotherapeuten. Massagen gehören mittlerweile zu den Höhepunkten der Woche, die Wärme und Entspannung sind wunderbar. Außerdem lindert die Physiotherapie meine Rücken- und Gliederschmerzen. Die Massage dauert 45 Minuten, anschließend sehe ich, dass meine Brieftasche auf dem Beifahrersitz meines Wagens liegt und die Türen nicht verschlossen sind. Oh Mann! Geradezu eine Einladung zum Diebstahl, zu meinem großen Glück hat sie niemand angenommen. Die Verbindungen in meinem Gehirn scheinen fehlerhaft vernetzt, andauernd herrscht Signalverwirrung: Am Freitagabend nach dem Kino habe ich versucht, den Verschluss meines Sicherheitsgurtes in das Zündschloss meines Wagens zu stecken, am Samstag war mein Telefon für Stunden unauffindbar, meine Digitalkamera habe ich drei Tage lang gesucht. Und am Montagabend vergesse ich meine volle Einkaufstüte bei Bernd. Ich kann es kaum erwarten, dass die Neuronen in meinem Gehirn wieder von der Chemie unbelästigt und störungsfrei funktionieren.

Woche einundvierzig
Meine Freundin, die Bahn

Ehrlich gesagt hatte ich erwartet, dass etwas schiefgeht: Bahnhof Dresden am Donnerstagabend, kurz vor 19 Uhr. Eine halbe Stunde zuvor habe ich eine Lesung im Hygienemuseum beendet. Um 19.10 Uhr soll laut Fahrplan der EC nach Berlin fahren, dort habe ich Anschluss an den ICE Richtung Hamburg. Zum Umsteigen in Berlin bleiben mir allerdings gerade mal sechs Minuten. In einer besseren Welt wäre ich gegen 23.15 Uhr zu Hause. Aber da ist die Deutsche Bahn davor: Der EC hat laut Anzeigetafel eine Verspätung von dreißig Minuten. Damit hat sich mein Anschluss in Berlin erledigt, bleibt der letzte ICE von Berlin nach Hamburg, anderthalb Stunden später. Na großartig!

Um 19.30 Uhr zeigt die Anzeigetafel sechzig Minuten Verspätung an. Kein Problem, noch bleibt mir eine halbe Stunde, um den letzten ICE nach Hamburg zu bekommen. Zehn Minuten später kommt die Durchsage, die Ankunft des EC nach Berlin sei aufgrund einer Signalstörung auf unbestimmte Zeit verschoben. Langsam werde ich nervös, ich sehe den ICE schon ohne mich nach Hamburg fahren. Schnell zum Informationsschalter. »Die Abfahrt wird sich um bis zu zwei Stunden verzögern«, sagt die völlig überforderte Frau hinter dem Schalter. Und wie komme ich dann bitte nach Hamburg? Sie starrt mit leerem Blick auf ihren Bildschirm. »Heute gar nicht mehr«, sagt sie. »Nehmen Sie den verspäteten Zug nach Berlin, Sie bekommen dort dann einen Übernachtungsgutschein.«

Ich werde ein wenig panisch. Am Freitagabend muss ich bereits weiter zu einem Termin nach Köln, wie soll das gehen? Außerdem habe ich meine Medikamente nicht dabei. Weder für heute Nacht, noch für morgen früh. Großer Fehler! Irgendwo zu übernachten ist unmöglich, ich will, ich muss nach Hause. Was tun? Leihwagen mieten, mit anderen Fahrgästen ein Taxi nach Berlin teilen? Während ich fieberhaft alle Möglichkeiten überdenke, tönt es aus den Lautsprechern: »Der verspätete EC nach Berlin fährt jetzt auf Gleis 7 ein.« Ich haste die Treppen hinauf, als ich in meinen Sitz sinke, bin ich völlig erledigt. Der Zug fährt mit einer Verspätung von fünfzig Minuten los. Die Anzeigetafel zeigt immer noch sechzig Minuten Verspätung an. Wer sich darauf verlassen hat, ist angeschmiert. Weltkonzern Deutsche Bahn. Auch der ICE nach Hamburg ist in Verzug – mehr als eine Viertelstunde. Als ich endlich meine Wohnungstür aufschließe, ist es 1.20 Uhr. Schöner reisen mit der Bahn, Teil 2564.

Freitagabend sitze ich schon wieder im Zug, ich habe am nächsten Morgen einen Termin in Köln. Dieses Mal nehme ich einen durchgehenden Zug. Meine 41. Interferonspritze befindet sich in meiner Reisetasche, zusammen mit vier Kühlakkus. In meinem Kölner Hotelzimmer setze ich mir die Spritze, bleiben noch sieben. Ich schlafe schlecht, wie meistens in fremden Betten.

Sonntag ist wieder Sonntag. So, wie ich ihn seit Monaten kenne: Nebel und Watte im Kopf, der Körper irgendwo zwischen fest und flüssig. Aggregatzustand: Wackelpudding. Aber das ist völlig in Ordnung so, ich habe keine Verpflichtungen, draußen ist der Himmel grau, es regnet und stürmt. Ein Tag wie geschaffen dafür, zu lesen, Musik zu hören, herumzuliegen und in den Himmel und den Baum vor meinem Fenster zu starren. Oder dem hübschen Mädchen in der Wohnung auf der Straßenseite gegenüber dabei zuzusehen, wie sie zu für mich unhörbarer Musik in Unterwäsche durch die

Räume tanzt und nebenbei ihr Wohnzimmer aufräumt. Vor ihrem Schlafzimmerfenster hat sie seit Neuestem Vorhänge angebracht. Schade eigentlich.

In den Spiegel zu schauen dagegen ist keine so gute Idee: Ich leide an partieller Kahlheit. Na gut, sie betrifft glücklicherweise nur die linke Augenbraue, die Hautrötung und Schuppung lässt die Haare ausfallen. Aber ich habe mein Arsenal an Arzneimitteln aufgestockt – eine Leserin hat mir die Neurodermitiscreme eines Naturkosmetikherstellers empfohlen. Mal sehen, ob ich die roten und trockenen Stellen in meinem Gesicht und rund um die Einstichstellen an meinem Bauch damit loswerde.

Montag ist dann wieder Sonntag. Die Strapazen der letzten Woche sitzen mir noch in Knochen und vor allem im Kopf. Die Treppe hinauf zu meiner Wohnung scheint um ein oder zwei Dutzend Stufen länger geworden zu sein. Nachmittags sitze ich an meinem Schreibtisch und starre eine halbe Stunde auf ein leeres Worddokument, das Gehirn auf Standby. Der Cursor und ich spielen »Wer sich zuerst bewegt, hat verloren«. Der Cursor gewinnt.

Abends kommt die Traurigkeit. Keine Ahnung, wer oder was ihr die Tür geöffnet hat; sie sickert in mich ein, macht sich in mir breit. Ich denke an Linda. An unsere gemeinsamen Jahre, unsere Zukunftspläne. Ich höre todtraurige Trennungslieder – »So It's Over« von der schwedischen Band The Weeping Willows oder Kris Kristoffersons »Come Sundown« – und sehe mir Fotos an. Linda und ich am Strand, im Hotel, in unserer Wohnung, im Restaurant und im Stadtpark. Ihre Schönheit, ihr Lachen, die Lebendigkeit und Zärtlichkeit in ihrem Blick sind kaum auszuhalten. Ich lese alte E-Mails, SMS und Briefe. Alles noch so nah. Und doch Welten entfernt. Die Trauer und der Schmerz überschwemmen mich, keine Chance, die Tränen zurückzuhalten. Selbstquälerei? Möglich. Vielleicht aber auch gut und notwendig – bleibt die Hoffnung, dass mit den Tränen das Leid weniger wird. Abschied geht wohl nicht anders. Weinen, heißt es zudem, löse einen Emotionsstau und entspanne die Muskulatur. Wenigstens das scheint zu stimmen, nach einigen Stunden gleite ich in den Schlaf. In der Nacht finstere Träume.

Am Dienstag schreibt eine Leserin, es falle ihr schwer, sich zu einer Hepatitis-C-Behandlung zu entschließen. Die Erfahrungsberichte in den Internetforen klängen so abschreckend. Sie hat Angst, für die Dauer der Therapie ihrem Job nicht gewachsen zu sein und am Ende ohne dazustehen. Sicher, der Zeitpunkt der Behandlung sollte gut gewählt sein. Aber die Beeinträchtigungen und Nebenwirkungen unterscheiden sich oft massiv, manch einer hat nach den ersten Wochen kaum noch Probleme. In den Internetforen und Selbsthilfegruppen allerdings sind naturgemäß meist diejenigen besonders präsent, die sich mit der Krankheit und deren Behandlung schwerer tun – schließlich haben sie auch das größere Bedürfnis nach Austausch und Auseinandersetzung. Abschrecken lassen sollte sich davon aber niemand: Alle meine Freunde und Bekannten haben während der Therapie weiter ihrer Arbeit nachgehen können. Natürlich mit gewissen Einschränkungen. Es ist möglich, seinen Alltag, auch den Arbeitsalltag, den veränderten Bedingungen anzupassen. Allerdings ist auch das Umfeld gefordert – Verständnis und Unterstützung von Angehörigen, Freunden, Kollegen und Vorgesetzten zu bekommen, hilft sehr.

Woche zweiundvierzig

Das Nothilfeprogramm läuft: Meine Mutter macht mir Essen und sich Sorgen

Donnerstagmittag kommt das Rettungskommando. Meine Eltern haben es sich nicht nehmen lassen, die mehr als fünfstündige Zugreise aus dem Rheinland nach Hamburg auf sich zu nehmen. Sie wollen mich im anstrengenden Therapie-Endspurt unterstützen. Vor allem seit Linda ausgezogen ist, sorgt sich meine Mutter verstärkt um mein Wohlbefinden. Keiner da, der sich um ihren Sohn kümmert; sie fürchtet, ich könnte verlottern, verhungern, vereinsamen, mich überarbeiten oder was auch immer. Solange ich denken kann, macht sich meine Mutter Sorgen wie andere Menschen Frühstück, vor allem um mich. Nicht immer ganz ohne Grund, zugegeben. Ab und an muss sie sich deshalb mit eigenen Augen davon überzeugen, dass es mir gut geht.

Das tut es tatsächlich: Die Nebenwirkungen haben sich auf ein erträgliches Maß eingependelt, und die Vorfreude auf das nahe Behandlungsende hebt meine Laune. Der Alltag lässt sich ganz gut bewältigen, meine Stimmung ist recht stabil – Daumen in der Horizontalen mit klarer Tendenz nach oben. Ich habe mit mir und meinem Zustand Frieden geschlossen. Na ja, vielleicht ist es auch nur ein Waffenstillstand, aber solange er hält, ist alles in Ordnung. Und trotz des Trennungsschmerzes ist meine Wut auf Linda beinahe vollständig verflogen. Meine Mutter kann das nicht begreifen – Linda habe mich mies behandelt und im Stich gelassen, als ich sie brauchte. »Die soll mir nie mehr unter die Augen kommen«, sagt sie wütend und enttäuscht. Ich kann sie verstehen. Trotzdem teile ich ihre Meinung nicht, nicht mehr. Linda war an ihre Grenzen gekommen, sie war mit der Situation überfordert und hat keinen anderen Ausweg gesehen. Mir ging es kaum anders. Auch Linda, denke ich, hat viel verloren. Wir haben es versucht und sind gescheitert. Kein Grund für Wut. Nur für Trauer.

Freitag überdreht mein Kreislauf, mir schwindelt schon im Sitzen. Gut, dass meine Eltern es mir ersparen, mehrmals täglich die vier Stockwerke hinunter- und hinaufzugehen – mein Vater geht Brötchen holen und bringt den Müll hinunter. Nachmittags ruft der Apotheker an. Anfang der Woche habe ich mit ihm über meine Schlafproblemen und meine Bedenken bezüglich des Diazepam gesprochen. Er hat daraufhin den Hersteller der Hepatitis-C-Medikamente, die meine Schlafstörungen auslösen, kontaktiert. Der Pharmakonzern konnte auf der Basis von Studien zwei Substanzen empfehlen, die in der Regel bessere Ergebnisse als Diazepam erzielen – bei geringeren Nebenwirkungen. »Wir sind eine Schwerpunktapotheke und haben einen direkten Draht zu den Herstellerfirmen der HCV-Medikamente«, sagt der Apotheker. Zahlreiche Hepatitis-C-Infizierte holen Interferon und Ribavirin bei ihm. »Unsere Kunden nutzen unsere Kontakte leider viel zu selten.« Ein Hoch auf meinen Apotheker! So einen Service hatte ich nicht erwartet.

Sein Hinweis kommt mir sehr gelegen. Am vergangenen Wochenende habe ich es nach langem Zögern noch einmal mit Diazepam versucht, eine Tablette à 5 mg zur Nacht. Mit dem Ergebnis, dass ich irgendwann wohlig weggetreten auf dem Sofa lag und nachts durch die Wohnung gewankt bin. Durchgeschlafen habe ich trotzdem nicht. Das ist nicht die Wirkung, die ich mir erhofft habe.

Am Freitagabend setze ich mir die 42. Interferonspritze. Am Samstag gebe ich Diazepam eine letzte Chance. Dieses Mal spüre ich so gut wie gar keine Wirkung, ich schlafe nur wenige Stunden, wache ständig wieder auf. Nächste

Woche werde ich meinen Arzt um ein anderes Medikament bitten.

Als meine Eltern am Sonntag die Heimfahrt antreten, ist meine Wohnung geputzt – inklusive Balkon, das erste Mal seit meinem Einzug – und alle kleineren Reparaturen, die ich seit Monaten vor mir herschiebe, sind erledigt. Der Kühlschrank ist voll, und im Gefrierfach warten vorgekochte Mahlzeiten. Traumhaft!

Am Montag reißt mich um 8.15 Uhr das Schrillen der Türklingel aus meinem noch ziemlich jungfräulichen Schlaf, gegen vier Uhr morgens habe ich das letzte Mal auf die Uhr gesehen. Das Geräusch fräßt sich durch meinen Kopf, hallt minutenlang nach. »Ihr Wagen steht im temporären Parkverbot«, sagt die Polizistin am anderen Ende der Gegensprechanlage. »Wenn Sie den Wagen nicht sofort umparken, wird er abgeschleppt.« Was für ein Albtraum! Also runter auf die Straße, ich bekomme die Augen kaum auf. Tatsächlich, direkt neben meinem Wagen: ein Parkverbotsschild. Ich könnte schwören, am Abend zuvor war es noch nicht da. Wahrscheinlicher ist, dass ich es übersehen habe. Mein Gehirn macht immer seltener das, was es soll, die Ausfälle häufen sich. Der Tag ist zerstört, bevor er recht begonnen hat. Ich finde nicht zurück in den Schlaf, und wirklich wach werde ich auch nicht. Diesen Tag kann ich schon mittags abhaken. Heute geht gar nichts.

Dienstag ist Murmeltiertag, mal wieder: Dieses Mal ist es der Paketbote, der mich um 8.30 Uhr aus dem Schlaf klingelt. Danach schnell wieder ins Bett. Als ich gerade wegdöse, spielt im Innenhof vor meinem Schlafzimmerfenster ein Symphonieorchester des Grauens auf – eine Kreissäge kreischt, ein Schlagbohrer bollert, ein Presslufthammer zerbröselt mit Riesengetöse Gestein und Beton. Der Lärm scheint von überall her zu kommen, durch die Wände, den Fußboden, das Fenster. Es ist, als würden die Maschinen direkt meine Schädeldecke bearbeiten, ich bin gefangen in einem Kokon von Krach. Tage, die so beginnen, sind geeignet, den Hass auf diese Welt zu nähren.

Der Schlafentzug setzt mir zu, mein Zustand erinnert mich an verkaterte Tage – der Körper will einfach nicht in die Senkrechte, die Augenlider sind schwer, im Gehirn nur Matsch. Dazu kommt ein bohrendes Hungergefühl und ein Verlangen nach Süßem und Fettigem, als müsse der Körper das Schlafdefizit mit Kalorien ausgleichen. Meinen Eltern sei Dank für den gut gefüllten Kühlschrank!

Woche dreiundvierzig

Wüterich und Wanderdüne

Am Freitag bekomme ich Besuch von guten, alten Bekannten: Die Gliederschmerzen sind zurück, und mit ihnen das Gefühl tiefer Erschöpfung. Einige Wochen haben sie mich verschont, jetzt sind sie wieder da. Und sie machen sich ganz schön breit, als wollten sie Versäumtes nachholen – schon der Weg vom Wohnzimmer in die Küche schafft mich. Gleichzeitig fühle ich mich unruhig, nicht ausgelastet. Ich bin die Untätigkeit leid, mag nicht sitzen oder liegen. Alles andere aber ist zu anstrengend. Ich fühle mich eingesperrt, abgestumpft. Ich brauche Bewegung, in jeder Hinsicht, Sport, Aktivität, Veränderung, neue Eindrücke. Wenn ich nicht so schwach und antriebslos wäre! Meine Batterien sind restlos leer. Mein Leben gleicht einem Langstreckenflug in einem Billigflieger – festgezurrt auf engem Raum, keine Bewegungsfreiheit und kaum eine Chance, dauerhaft eine angenehme Position oder eine befriedigende Beschäftigung zu finden. Schicksalsergeben dasitzen, die Welt durch eine dicke Plastikscheibe betrachten und auf das Ende der Reise warten.

Am Abend setze ich mir die 43. Interferonspritze, danach sind es nur noch fünf. Das Ende der Reise ist nahe. Doch der Endspurt setzt mir gehörig zu. Genau genommen kann von Spurt keine Rede sein, ich bewege mich im Tempo einer Wanderdüne durch die Welt, mein Gehirn hat auf Notbetrieb geschaltet. Am Sonntag lege ich mich nach dem Frühstück direkt wieder hin, selbst Sitzen ist mir zu anstrengend. Die *FAS* und die Wochenendausgabe der *SZ* lese ich eher pflichtschuldig als interessiert, vergesse das Gelesene schon nach wenigen Minuten. Jede Musik klingt schal, und nicht einmal eine neue Folge der »Simpsons« kann mich aufheitern.

Ich bin kurz davor, den Plan, im Anschluss an die Behandlung eine Kur zu beantragen, wieder fallen zu lassen – allein das Ausfüllen des Antragbogens stellt ein schier unüberwindliches Hindernis dar. Außerdem muss ich in der nächsten Woche mit meinem Wagen zum TÜV, Ende des Monats läuft mein Handyvertrag aus, und mein Festplattenrecorder hat Macken, er muss repariert werden. Allein die Gedanken daran lähmen mich, alles ist mir zu viel. Vom Alltag überfordert: Seit zwei Tagen gammelt gewaschene, feuchte Kleidung in meiner Waschmaschine. Es fehlt mir die Energie, sie aufzuhängen. Ich werde sie noch einmal waschen müssen. Gestern habe ich horrende Nachgebühren für eine geliehene DVD bezahlt. Ich war tagelang schlichtweg nicht in der Lage, sie zurückzubringen. Am Dienstag muss ich für eine Lesung nach Pforzheim. Keine Ahnung, wie ich das schaffen soll. Aber am Ende geht es dann doch immer irgendwie. Glücklicherweise bin ich durch meine Arbeit gezwungen, aktiv zu werden und mich hin und wieder zu bewegen.

Am Nachmittag kommt eine SMS. »Bin gerade manisch und in der Psychiatrie. Mir geht's hervorragend!« Die SMS stammt von B., einem jungen Mann, den ich bei den Recherchen zu meinem letzten Buch kennengelernt habe. Psychosen mit Wahnvorstellungen haben B. schon um den Job und ein halbes Dutzend Mal in geschlossene Psychiatrie-Abteilungen gebracht. Einige Monate zuvor hat er geheiratet, ich hatte gehofft, dass er nun von weiteren Psychosen und manisch-depressiven Episoden verschont bliebe. Im Vergleich zu den Unwettern, die in seinem Inneren toben, erscheinen mir meine Stimmungsschwankungen, meine Unzufriedenheit und meine Antriebslosigkeit wie ein lauer Sommerregen.

Später ruft Simone an. Sie fühlt sich seit einigen Tagen krank. »Ich hoffe, es ist nur eine Grippe«, sagt sie. Sobald sie sich nicht wohl fühlt, ist sofort die Angst vor einem Virusrückfall da. Im September wird sie erfahren, ob das Virus dauerhaft aus ihrem Körper eliminiert ist. Im Moment macht ihr jede Erkältung Angst und jedes Glas Wein ein schlechtes Gewissen.

Abends schleppt Bernd mich ins Kino, *Stirb langsam 4.0*. Anschließend quäle ich mich die vier Stockwerke zurück in meine Wohnung. Als ich oben ankomme, fühle ich mich wie Bruce Willis, nachdem ihm Gebäude, Autos und ein Düsenjet auf den Kopf gefallen sind.

Am Montag vergisst mich mein Arzt. Trotz Termins sitze ich 45 Minuten lang unverrichteter Dinge im Wartezimmer, immer wieder werden Patienten, die nach mir gekommen sind, aufgerufen. Ich bin schwer genervt. Als ich nachfrage, heißt es, ich sei irgendwie durchs Raster gefallen, keine Ahnung wieso. Ich habe Mühe, den Impuls, die Einrichtung in Klump zu treten, zu unterdrücken. Meine Frustrationstoleranz nähert sich dem Niveau des Marianengrabens, meine Aggressionskontrolle ist ähnlich niedrig. Als mein Arzt sich dann noch weigert, mir das Schlafmittel zu verschreiben, das der Apotheker mir empfohlen hat – das Abhängigkeitspotenzial sei zu hoch –, weiß ich nicht, ob ich schreien oder heulen soll.

Am Abend ruft Steffen an. Er arbeitet als Dramaturg am Theater. G. sei tot. Ich habe G., einen Theaterregisseur aus Wien, vor drei Jahren kennengelernt, in meinem Buch *Danach war alles anders* habe ich seine Lebens- und Suchtgeschichte aufgeschrieben. Wir mochten uns auf Anhieb und haben uns einige Male privat getroffen; vor zwei Jahren haben Linda und ich G. und seine Freundin für ein langes Wochenende in Wien besucht. G. ist, war, Anfang vierzig, talentiert, charmant, attraktiv und, wie man so sagt, aus gutem Haus. Das war die eine Seite. G. war alkoholabhängig und wurde immer wieder von Depressionen geplagt – das war die andere. Offiziell heißt es, er sei in der Nacht aus dem Fenster seiner Wohnung gestürzt, Fremdwirkung ausgeschlossen. Die Nachricht schockt mich, sie hinterlässt ein Gefühl von Taubheit und Leere; an den Tod werde ich mich wohl nie gewöhnen. An einen Unfall kann ich nicht recht glauben. Die Zeit ist mehr als reif für gute Nachrichten.

Woche vierundvierzig
Eine Spritze auf der Toilette, ich werde Orang-Utan und muss der Versuchung widerstehen

Ich bin eine Anomalie. Jeder, wirklich jeder, den ich kenne, hat während der Hepatitis-C-Behandlung stark an Gewicht verloren, häufig mehr als zehn Kilo. Ich wiege heute, nach mehr als zehn Monaten, fünf Kilo mehr als zu Beginn der Therapie. Mein Bauch wuchert, ich bekomme ein Doppelkinn; zu meinem Wohlbefinden trägt das nicht unbedingt bei. Dabei hatte ich mich zu Behandlungsbeginn auf den zu erwartenden Gewichtsverlust gefreut – endlich wieder so schlank wie mit Ende zwanzig. Von wegen! Das sei wirklich sehr außergewöhnlich, sagt mein Arzt. Na immerhin – ich bin zwar fett, aber zumindest außergewöhnlich. Figur zum Teufel, Freundin weg – wenn am Ende das verdammte Virus nicht auch verschwunden ist, bin ich echt genervt!

Ganz neu ist mir dieser Verfettungszustand nicht, während meiner letzten Rückfallphase vor ungefähr sieben Jahren habe ich ebenfalls massiv an Gewicht zugelegt; ich war wohl der einzige Junkie, der immer dicker wurde. Nicht zuletzt wegen meiner Lieferpizza-Häagen-Dazs-Diät, hauptsächlich aber, weil mein Körper sofort Fett ansetzt, wenn ich aufhöre, regelmäßig Sport zu treiben.

Mein Arzt vermutet den Grund für meine Gewichtszunahme auch dieses Mal in meinem Essverhalten, sicherheitshalber will er jedoch bei der nächsten Blutentnahme auch die Schilddrüsenwerte kontrollieren. Wahrscheinlich hat er recht. Mir haben die Medikamente nicht, wie vielen anderen, den Appetit verdorben, glücklicherweise. Leider neige ich immer noch dazu, nachts, wenn ich nicht schlafen kann, Schokolade und Weingummi in mich hineinzustopfen. Und auch sonst esse ich oft mehr und ungesünder, als gut für mich ist. Schlafmangel löst bei mir Heißhunger aus, meist auf Süßes und Fettes. Und abends beim Fernsehen esse ich oft über den Hunger. Mir fehlt die Disziplin, mich zu beschränken. Essen ist an den allermeisten Tagen das einzig sinnliche Vergnügen, das mir bleibt.

Ich habe schon daran gedacht, meine Diazepam-Dosis zur Nacht sporadisch zu erhöhen, um mir so einen kleinen Rausch zu verschaffen. Achtung, gefährliches Terrain! Glücklicherweise gelingt es mir, mich zu beherrschen. Haschisch wäre eine Alternative, dagegen gibt es meines Wissens keine medizinischen Bedenken, und Suchtgefahr besteht für mich auch nicht. Manch einer behauptet sogar, THC, der Wirkstoff im Haschisch, lindert die Nebenwirkungen und wirkt schlaffördernd. Leider vertrage ich das Zeug nicht, der Rausch wird mir schnell unangenehm. Manchmal spiele ich tatsächlich mit dem Gedanken, ein Bier zu trinken. Ich weiß, dass manche während der Behandlung nicht bereit sind, auf ein Glas Wein oder Bier zu verzichten, auch wenn die Ärzte entschieden davon abraten. Simone hat erzählt, dass ein Kollege, der sich ebenfalls der Kombinationstherapie unterzieht, hin und wieder ein Bier trinkt. Ein Leser hat mir geschrieben, dass er sich trotz Hepatitis-Medikation ein Glas Wein am Abend gönnt. Verlockende Vorstellung. Allerdings, sollte die Behandlung am Ende nicht erfolgreich sein, würde ich mir jeden Tropfen auf ewig vorwerfen. Ich möchte sicher sein, dass ich meinen Teil zum Erfolg der Therapie beitrage, soweit es mir möglich ist. Dann wird auch alles gut ausgehen, davon bin ich überzeugt. Also kein Bier für mich.

Am Donnerstag ruft Erik an. Er hat sich am Dienstagabend seine letzte Interferonspritze gesetzt, noch ein paar Tage Tabletten, dann hat er es geschafft. »Ich bin so froh, dass es vorbei ist«, sagt er. Zuletzt sei er vor allem seinen düsteren Stimmungen ausgeliefert gewesen. »Ich war am Ende ständig mieser Laune, habe alles nur negativ gesehen und wurde schnell aggressiv«, sagt er. Manchmal habe er in der S-Bahn nur darauf gewartet, dass ihn jemand anrempelt und ihm einen Grund liefert zu explodieren. Sein Interesse an Sex sei erloschen und gegenüber seiner Freundin habe er abwechselnd eine irrationale Wut und dann wieder tiefen Neid empfunden. »Ihr ging es gut, sie war aktiv, hat Geld verdient, und ich war oft schon froh, wenn ich es geschafft habe, morgens zu frühstücken und dann den Müll runterzubringen. Ich kam mir jämmerlich und unterlegen vor.« Am Ende habe es Momente gegeben, in denen er nur dasaß, tränenüberströmt, und gedacht habe: »Ich will mich nicht so elend fühlen!« Erik hat auf ein Antidepressivum verzichtet, vielleicht keine so gute Idee.

Seine letzte Interferonspritze hat sich Erik auf der Hoteltoilette gesetzt, er war beruflich unterwegs an diesem Abend. »Ein passendes Ende«, sagt er. »Schließlich hat so alles angefangen – mit Spritzen auf der Toilette.«

Am Freitagabend spritze ich mir zum 44. Mal Interferon, in meinem Wohnzimmer. Meine letzte Injektion ist noch vier Wochen entfernt. Wie ich Erik beneide! Später ruft Georg an, er hat einige Tage zuvor im WDR-Hörfunk einen Beitrag zum Thema Hepatitis C gehört. Einer der befragten Fachleute habe die Vermutung geäußert, dass in einigen Jahren die Zahl der Hepatitis-C-Toten möglicherweise die Zahl der Aids-Toten übersteigen werde. Unter anderem weil rund achtzig Prozent der Infizierten nichts von ihrer Erkrankung wissen.

Am Sonntag tröstet mich Wladimir Klitschkos Oma. »Meine Großmutter hat gesagt«, wird der Boxer in der *FAS* zitiert, »ein Mann muss nicht hübsch sein. Es reicht, wenn er ein bisschen besser als ein Affe aussieht.« Danke, Babuschka Klitschko! Im Vergleich mit, sagen wir, einem Orang-Utan stehe ich figurmäßig sogar noch ganz gut da.

Am Abend läuft die erste »Simpsons«-Folge, in der Anke Engelke anstelle der verstorbene Elisabeth Volkmann Marge Simpson spricht. Ich mag Anke Engelke nicht, keine Ahnung, warum die als lustig gilt. Vor Kurzem habe ich ein Interview mit ihr geführt. Ihre Affektiertheit und Zickigkeit sind mir gehörig auf die Nerven gegangen. Zugegeben, sie müht sich als Synchronsprecherin redlich. Trotzdem vermisse ich Elisabeth Volkmann. Für ihre Lebensleistung als Stimme von Marge Simpson ist die Schauspielerin, der seit »Klimbim«-Urzeiten das zweifelhafte Etikett »Ulknudel« anhängt, nie ausreichend gewürdigt worden.

Am Montag ist Schluss mit Durchhängen. Ich habe am Wochenende wieder besser geschlafen, bin halbwegs ausgeruht und fühle mich fit. Der Alltag kann kommen, mit all seinen Herausforderungen. Ich fülle den Antrag auf eine stationäre medizinische Rehabilitation aus, der seit Tagen auf meinem Schreibtisch liegt, erledige Telefonate, beantworte Mails, bringe das Auto in die Werkstatt. Am Abend holt Bernd mich zum Kickern ab. Hallo, Welt, ich lebe noch.

Woche fünfundvierzig
Vorruhestandsdepression, ignorante Ärzte und eine ungewöhnliche Form von Vampirismus

»Ein traumhafter Tag«, sagt Christoph am Telefon. »Es ist wie früher als Schüler, wenn ich blaugemacht habe.« Donnerstagnachmittag, Christoph hat sich krankgemeldet. In den zurückliegenden Wochen hat er fast ununterbrochen gearbeitet, er ist erschöpft, braucht einen Ruhetag. Seit Stunden liegt er im Bett, hört Musik und liest.

So ähnlich sieht zur Zeit beinahe jeder zweite Tag für mich aus. Nur, ich habe meist deutlich weniger Spaß daran. Untätigkeit zu genießen ist schwieriger, wenn sie erzwungen ist. Umso mehr, wenn sie so lange andauert. Ich erinnere mich, dass ich in meiner Kindheit ähnlich empfunden habe – wenn ich krank war, habe ich die ersten ein oder zwei Tage im Bett, ausgerüstet mit einem Stapel Comics und Büchern, sehr genossen. Ab dem dritten oder vierten ging mir die eingeschränkte Bewegungsfreiheit auf die Nerven.

Die Behandlung zehrt an meinem Selbstwertgefühl. In den vergangenen Wochen habe ich die Arbeit auf das Nötigste beschränkt, es ging nicht anders. Ich fühle mich wie ausgehöhlt, alle Reserven sind aufgebraucht. Ohne das Schreiben aber fehlen Erfolgserlebnisse und Bestätigung, das Gefühl, zu etwas nütze zu sein. So ähnlich muss sich mein Vater vor einigen Jahren gefühlt haben, als er in den Vorruhestand ging. Jahrzehntelang hat er schwer geschuftet, oft bis zu zwölf oder 14 Stunden täglich, manchmal auch am Wochenende. Er hat sich hochgearbeitet in einem Tiefbauunternehmen, nebenbei noch einen Bungalow gebaut, zum größten Teil in Eigenarbeit. Sein Selbstverständnis und

Selbstwertgefühl waren an seine Arbeit geknüpft. In den ersten Monaten der Rente fühlte er sich untätig und nutzlos. Er wagte nicht, tagsüber das Haus zu verlassen aus Furcht, man könnte ihn für einen arbeitsscheuen Nichtsnutz halten. Er wurde depressiv, es dauerte viele Monate, bis er sich mit seinem Rentnerleben arrangiert hatte und es ihm halbwegs gelang, seine neu gewonnene Freizeit sinnvoll auszufüllen. Auch mir macht meine aufgezwungene Untätigkeit zu schaffen. Vielleicht sind wir uns doch ähnlicher, als es häufig scheint. Die permanente Erschöpfung, die fortschreitende Verfettung und die roten Flecken in meinem Gesicht tun ein Übriges, ich fühle mich wertlos und entstellt.

Simone hat sich zum Ende der Behandlung ähnlich gefühlt, unansehnlich, unzulänglich. Erst jetzt, mehr als vier Monate später, sagt sie, fühle sie sich wieder halbwegs normal. Im September entscheidet sich, ob ihre Therapie erfolgreich war. Es besteht eine Wahrscheinlichkeit von ungefähr 25 Prozent, abhängig vom Genotyp und Behandlungsverlauf, dass sechs Monaten nach Behandlungsende das Virus wieder nachweisbar ist. »Egal, wie es ausgeht«, sagt Simone, »in den nächsten Jahren werde ich die Therapie wohl nicht noch mal machen.« Hätte sie vorher gewusst, welche Belastungen auf sie zukämen, hätte sie sich möglicherweise gegen eine Behandlung entschieden.

Am Freitagabend ist die 45. Interferonspritze fällig, ich breche die letzte Viererpackung an. Drei Spritzen bleiben noch. Trotz aller Nebenwirkungen und Einschränkungen: Ich bedauere nicht, mich für die Behandlung entschieden zu haben. Ich will gesund werden. Und trotz aller Belastungen – es ist auszuhalten und das Ende ist absehbar. Ich habe schon schlimmere Zeiten durchgestanden.

Zwei Wochen zuvor habe ich nach einer Lesung in Süddeutschland mit einigen Mitarbeitern der dortigen Drogenhilfe zusammengesessen. Eine der Sozialarbeiterinnen, sie war Anfang fünfzig, hatte bereits zwei Hepatitis-C-Behandlungen hinter sich, die letzte dauerte sogar 75 Wochen, da sie schon einmal erfolglos vortherapiert war und erst spät auf die Behandlung ansprach. Schließlich wurde das Virus doch wieder nachgewiesen. Vier Jahre ist das jetzt her, sie hat eine Leberzirrhose im Anfangsstadium. Ein Wettlauf mit der Zeit: Sie hofft auf den medizinischen Fortschritt – ein neues Behandlungskonzept, pegyliertes Interferon und Ribavirin kombiniert mit einem dritten, neuen Medikament, hat in ersten Studien gute Ergebnisse gezeigt. Im Moment, sagte sie, fühle sie sich aber noch nicht bereit, sich den Belastungen der Behandlung ein drittes Mal zu stellen. Ohne eine gewisse Stabilität, wirtschaftlich, emotional und psychisch, sei es extrem schwer durchzuhalten.

Leider, sagte einer ihrer Kollegen, habe er in der jüngsten Vergangenheit den Eindruck gewonnen, dass einige Ärzte ihre Patienten immer häufiger zu einer Therapie drängten, ohne deren Lebensumstände genauer zu betrachten und in vielen Fällen auch ohne sie ausreichend über die zu erwartenden Nebenwirkungen aufzuklären. Einem Drogenabhängigen etwa Anfang zwanzig, im Stadium der Polamidon-Substitution, der zu viel trinkt und sozial nicht gefestigt ist, die Behandlung zuzumuten, sagte er, sei verantwortungslos und wenig sinnvoll. So einer werde kaum durchhalten, und sich im zweiten Anlauf einer Therapie zu unterziehen, sei immer schwieriger. Deshalb sei es besser, den geeigneten Zeitpunkt abzuwarten. Möglich, sagte er, dass der Impuls zur vorschnellen Therapie auch von der Pharmaindustrie ausgehe – schließlich sei die Hepatitis-C-Behandlung ein Riesengeschäft, das zwei Konzerne unter sich aufteilen.

Ich erinnerte mich an die Mail einer verzweifelten Mutter, bei deren 18-jähriger, heroinabhängigen Tochter HCV diagnostiziert wurde. Der Arzt riet dazu, sofort mit der Methadon-Substitution und parallel dazu mit einer Hepatitis-C-

Behandlung zu beginnen. Die Mutter vermutete – zu Recht –, dass ihre Tochter, die noch fest in der Drogenszene verwurzelt und ohne festen Wohnsitz ist, dieser Doppelbelastung kaum gewachsen sei.

Leider, sagte die Sozialarbeiterin, hätten viele behandelnden Mediziner Probleme, mit Sozialarbeitern oder Vertretern anderer Nachbardisziplinen zu kooperieren und sich deren Erfahrungen zunutze zu machen. »Viele Ärzte pochen auf ihre medizinische Hoheit und lassen die sozialen und psychischen Komponenten der Behandlung außer Acht.« Oft würden die Nebenwirkungen auch bewusst heruntergespielt, um dem Patienten die Angst davor zu nehmen. Was durchaus problematisch sein kann. Vor drei Jahren, erzählte ihr Kollege, habe seine Frau sich der Therapie unterzogen. Als sie plötzlich unter starken Stimmungsschwankungen und psychischen Veränderungen litt, waren Familie und Freunde völlig überfordert, weil sie die Symptome nicht einordnen konnten. Der behandelnde Arzt hatte es versäumt, seine Patientin und deren Angehörige auf die Begleiterscheinungen der Medikamente vorzubereiten.

Manchmal kann es für die mangelhafte Aufklärung seitens der Ärzte allerdings auch gute Gründe geben: »Ich möchte gar nicht alle möglichen Nebenwirkungen kennen«, hatte Bernd zu Beginn der Therapie gesagt. »Die, von denen ich weiß, werde ich mit Sicherheit auch bekommen.« In seinem Fall trifft das eventuell tatsächlich zu. Ich möchte wissen, was mich erwartet. Es hilft, die Behandlung gut vorbereitet anzutreten.

Am Montag überfällt uns ein Hoch aus Nordafrika: mehr als dreißig Grad im Schatten und heiße Wüstenwinde. Ich verbringe den Tag im Liegen, in der abgedunkelten Wohnung – derart geschwächt, dass ich mich kaum auf den Beinen halten kann. So stelle ich mir den Tagesablauf eines Vampirs vor. Nur dass ich Erdbeermilchshakes trinke statt

Blut und meine Lebensgeister nicht mit der Dämmerung erwachen. Auch in der Nacht sinkt die Temperatur nicht unter 20 Grad. Ein Leser, der kurz vor dem Ende der Hepatitis-C-Behandlung steht, vergleicht in einer Mail die Hitze mit einer alttestamentarischen Plage. Ich weiß genau, was er meint.

Am Dienstag ist das Virus im Fernsehen. In der TV-Serie »Dr. House« muss der gleichnamige Titelheld einen mit Hepatitis C infizierten Mafioso behandeln. Der Bruder des Patienten droht dem Arzt, die Infektion dürfe in der Krankenakte nicht auftauchen – die Diagnose diskreditiere den Bruder in seiner Männlichkeit, schließlich seien nur Schwule oder Drogensüchtige mit dem Virus infiziert. Sehr lustig! Schließlich löst das verabreichte Interferon, in Wechselwirkung mit einem Kräuterpräparat zur Nikotinentwöhnung, auch noch einen toxischen Schock aus. Im Fernsehen kann so eine Infektion ganz schön unterhaltsam sein!

Woche sechsundvierzig

Ein Sommerhoch und verlockende Aussichten

»Wie viele Interferonspritzen hast du noch vor dir?«, fragt mich meine Mutter am Telefon. Mein Adrenalinpegel schnellt augenblicklich in die Höhe. Verdammt, die Spritze! Es ist Freitagnacht, kurz nach 22 Uhr. Spritzenzeit. Beinahe hätte ich diesen Termin vergessen, der mein Leben seit ungefähr elf Monaten strukturiert. Ich nehme die Packung mit den verbleibenden drei Spritzen aus dem Kühlschrank, lege eine davon auf den Tisch im Wohnzimmer. Ungefähr eine Dreiviertelstunde später verabreiche ich mir die Spritze, meine 46. Ich habe mir angewöhnt, das Interferon zu erwärmen, bevor ich es injiziere, so, heißt es, könne der Körper das Medikament besser aufnehmen und es entstünden weniger Hautirritationen an der Einstichstelle.

Kurz vor Mitternacht fällt mir auf, dass die beiden restlichen Interferonspritzen noch auf dem Küchentisch liegen. Das ist übel, meines Wissens soll das Präparat nicht länger als eine Stunde ungekühlt gelagert werden. Am Montag werde ich klären, ob ich die Spritzen entsorgen muss.

Drei Wochen noch, dann habe ich es überstanden. Am Ende der Behandlung ist meine Gelassenheit zurückgekehrt, die Krise der vergangenen Wochen ist überstanden. Drei Wochen, 21 Tage – so lange werde ich noch durchhalten, kein Problem. Der Spagat zwischen Beschäftigung und Untätigkeit gelingt mir wieder deutlich besser, sogar die Ruhephasen kann ich genießen. Auch das Wetter spielt mir in die Karten – leicht bewölkter Himmel, unterbrochen von gelegentlichen Sonnenabschnitten, frischer Wind und nachts kühlende Regenschauer: Interferonsommer, wunderbar! Ich fühle mich ganz wohl in meiner gar nicht mehr so fremden Haut.

Am Montag gibt der Apotheker Entwarnung. Im Extremfall könne das Interferon nach Aussage des Herstellers sogar bis zu 24 Stunden ungekühlt ohne Wirkverlust überstehen, die Empfehlung, es beim Transport zu kühlen, sei lediglich eine Sicherheitsmaßnahme. Die verbleibenden Spritzen kann ich bedenkenlos verwenden. Wieso habe ich eigentlich auf Reisen immer diese wahnsinnig unhandliche Kühltasche mitgeschleppt?

Spät am Abend rufe ich Erik an. Er hat die erste Woche völlig ohne Medikamente hinter sich. »Freu dich auf das Ende«, sagt er. Schon nach wenigen Tagen sei es ihm deutlich besser gegangen, seine Stimmung habe sich aufgehellt, die Müdigkeit sei verschwunden und das Treppensteigen mache keine Mühe mehr. Er könne den Alltag wieder genießen. Die Zahl seiner roten und weißen Blutkörperchen habe sich schon beinahe normalisiert. »Wenn die Nebenwirkungen nachlassen, spürst du, wie massiv die Behandlung dein Leben tatsächlich eingeschränkt und verändert hat«, sagt er. Während der Behandlung sei er sehr darum bemüht gewesen, diese Veränderungen als gegeben zu akzeptieren und in den Alltag zu integrieren. Eine gewaltige Aufgabe für die gesamte Familie! »Angehörige und Freunde sollten stärker in den Beratungs- und Behandlungsprozess eingebunden werden«, sagt Erik. Selbst Ärzten bereite es oft Probleme, adäquat mit einem Patienten in so einer besonderen Situation umzugehen. Ohne die Hilfe eines Psychotherapeuten wäre es ihm deutlich schwerer gefallen, die Behandlung durchzustehen.

»Ich kenne zwei Patienten, die ihre Hepatitis-C-Behandlung abgebrochen haben«, sagt Erik. »Ich kann sie gut verstehen.« Beide waren ehemalige Junkies, die gerade erst einige Monate drogenfrei waren und der Doppelbelastung von

Behandlungsnebenwirkungen und dem Aufbau eines neuen, suchtfreien Lebens nicht gewachsen. Schwer zu begreifen, warum Ärzte unter diesen Umständen zu einer Behandlung raten, es sei denn, schwere Leberschäden stehen unmittelbar bevor. Ich bin sehr froh, dass ich mich diesen beiden großen Herausforderungen nacheinander und in einem angemessenen zeitlichen Abstand gestellt habe.

Am Dienstagmorgen bin ich mir nicht sicher, ob ich die Tabletten schon genommen habe. Die Tablettendose steht offen, es kann aber sein, dass es bei der Absicht, die Morgenration zu schlucken, geblieben ist. Meine Vergesslichkeit beunruhigt mich. Doch ungefähr zwanzig Minuten nach dem Frühstück senkt sich die vertraute Bleidecke über Hirn und Körper, alles klar, Ribavirin im Körper angedockt, Mission ausgeführt! Kommt nur her, ihr Nebenwirkungen. Bald bin ich euch los!

Woche siebenundvierzig

Die erträgliche Leichtigkeit des Krank-Seins

Ich bin gar nicht krank. Auf meine Behandlung, inklusive aller quälenden Nebenwirkungen, hätte ich getrost verzichten können. Im Gegenteil – in Wahrheit schädigen erst die Medikamente, die ich einnehme, meine Organe. Das Hepatitis-C-Virus, das Interferon und Ribavirin eliminieren sollen, existiert gar nicht. Es ist eine Schimäre, von der Pharmaindustrie und den Medizinern erfunden, einzig zu dem Zweck, mit Hilfe von PCR-Tests – dem molekularen Virusnachweis – und anschließender antiviraler Behandlung Milliarden zu verdienen. So zumindest steht es in einem Buch zu lesen, das Simone von einem gemeinsamen Bekannten, ebenfalls positiv auf Hepatitis C getestet, geschenkt bekommen hat.

Ein Mediziner und ein Wissenschaftsjournalist stellen die These auf, dass Hepatitis C, Aids oder BSE erfundene Seuchen seien. Die Existenz eines die Krankheit auslösenden Virus sei nie schlüssig bewiesen worden, die Krankheiten und deren Symptome ließen sich auch anderweitig erklären. Zu Hepatitis C führen sie aus, der PCR-Test weise nur Bruchstücke von DNS nach, die unbewiesenerweise als Bestätigung für das Vorhandensein eines Virus gewertet werden, das selbst aber nie gefunden wurde. Tatsächlich seien diese Genbruchstücke und eventuelle Leberschäden auch durch Umweltgifte, Stress und in den allermeisten Fällen Drogen- oder Alkoholkonsum zu begründen, vor allem, da ein Großteil der scheinbar Infizierten viele Jahre lange keine Gesundheitsschäden oder Krankheitssymptome aufweisen. Die Autoren bezweifeln die Wirksamkeit der antiviralen Behandlung und behaupten, nicht näher ausgeführte »Untersuchungen der etablierten Medizinforschung … zeigen, dass mit diesen Medikamenten kein dauerhafter Erfolg zu erzielen ist«. Im Gegenteil werden die Patienten mit »Medikamenten traktiert«, die die Leber schädigen. Die medial ausgeschlachtete Hepatitis-C-Infektion von Pamela Anderson gilt ihnen als Indiz dafür, dass auch die Presse die Viruslüge aus Auflageninteresse unterstützt. Gerade mal neun Seiten benötigen die Autoren, um das Thema abzuhandeln. Eine klare Sache, wie es scheint.

Im Forum auf meiner Webseite hat ein Leser vor einigen Monaten mit penetranter Hartnäckigkeit ähnliche Thesen propagiert, hat HCV als »Phantomvirus« bezeichnet und behauptet, diese Aminosäuresequenz sei normaler Bestandteil des menschlichen Erbgutes, eine Interferonbehandlung also überflüssig und schädlich. Krankheitssymptome führte er auf einen »ungesunden Lebenslauf« der Betroffenen zurück.

Bei allem Verständnis dafür, gängige Lehrmeinungen kritisch zu hinterfragen und auf argumentative Schwachstellen hinzuweisen – mir erscheinen diese Thesen eher abenteuerlich. Wieso ist das »Phantomvirus« in 50 bis 80 Prozent der Fälle nach der »wirkungslosen Behandlung« nicht mehr nachweisbar? Wie kann es sein, dass Hepatitis-C-Infizierte an schweren Leberschäden leiden, obwohl sie nie Drogen genommen haben, keinen Alkohol trinken und keinen lebertoxischen Giften ausgesetzt sind? Wieso ist der Zustand der Leber am Ende der »leberschädigenden« Behandlung in aller Regel besser als zu Beginn? Zwei Drittel aller Empfänger einer Lebertransplantation im Universitätsklinikum Eppendorf sind Hepatitis-C-Patienten, sind das alles Junkies und Säufer? Alles ein groß angelegtes Betrugszenario? Klingt für mich sehr nach Verschwörungstheorie.

Ich bin kein Mediziner oder Wissenschaftler, ich weiß nicht, wer recht hat. Sicher, gesunde Skepsis ist angebracht, und dass es den Pharmakonzernen weniger um das Wohlbefinden der Patienten denn um Gewinnmaximierung geht, bezweifelt wohl niemand. Aber genauso, wie man die Motivation von Ärzten und der Pharmaindustrie hinterfragen darf, sollte man es auch auf der anderen Seite halten. Ich werde immer misstrauisch, wenn sich Sektierertum und Missionierungsdrang paaren. Warum schenkt jemand Simone, die gerade eine qualvolle Hepatitis-C-Therapie hinter sich hat und ängstlich auf ein positives Ende hofft, so ein Buch? Warum verbreitet jemand diese Thesen in einem Forum, in dem sich Patienten über die Nebenwirkungen ihrer Behandlung austauschen und Unterstützung suchen?

Am Freitagabend setze ich mir trotzdem die 47. Interferonspritze, die vorletzte, in zwei Wochen habe ich es geschafft. Ich glaube an den Erfolg meiner Behandlung. Je näher deren Ende rückt, desto mehr steigt meine Stimmung. Ich schlafe wieder besser, die homöopathischen Medikamente, die Vitamine und Nahrungsergänzungen scheinen zu helfen. Auch meine Leistungsfähigkeit hat moderat zugenommen. Ich habe eine Art innere Leichtigkeit wiedergefunden, der Alltag geht mir gut von der Hand und jeden Morgen nach dem Aufwachen freue ich mich, dass Ende und Neuanfang ein Stück näher gerückt sind. Ich lasse mich nicht ins Bockshorn jagen.

Nachts drückt meine Leber, vor allem, wenn ich auf der rechten Seite liege. Ich kann ihre Umrisse in meinem Körper spüren. Seltsam, das wir unsere Organe meist nur dann wahrnehmen, wenn sie Probleme machen.

Samstag kommen Kiara und ihre Freundin Mira zu Besuch. Mira ist 17, ein Jahr jünger als Kiara, ein aufgewecktes Mädchen mit scharfem Verstand. Den Humor und die große Klappe hat sie von ihrer Mutter geerbt, Mira ist die Tochter einer meiner Ex-Freundinnen. Ich kenne sie, seit sie auf der Welt ist. Als sie ein Baby war, habe ich sie gewickelt und ihren Schlaf bewacht, wenn Gaby, ihre Mutter, verabredet war. Die beiden Mädchen bringen eine Menge Leben in die Wohnung. Außerdem bemühen sie sich, mich nach Kräften zu unterstützen und mir Alltagsdinge abzunehmen. Sie kaufen ein, decken den Frühstückstisch, kochen. Und halten mich ganz schön auf Trab – Planetarium, Kino, Tattoostudio, der Hamburger Traditionsjahrmarkt Dom. Es ist wunderbar, sie um mich zu haben; ihre Energie und Lebensfreude sind ansteckend.

Allerdings – Volksfestbesuche und Hepatitis-C-Medikation, muss ich feststellen, vertragen sich nicht. Ich liebe Achterbahnen und alle Fahrgeschäfte, in denen sich die Gondel überschlägt oder um mindestens drei Achsen wirbelt. Aber dieses Mal ist mir nach nur einer Fahrt hundeübel. Merke: Wem schon schwindelt, wenn er vom Sessel aufsteht, der sollte Überschläge und jedes Karussell mit Schleudereffekten meiden.

Woche achtundvierzig

Rollentausch, ein letztes Tief und ein Wirbelwind in der Wohnung

Es ist so weit, endlich: Es ist Freitagabend, die letzte von 48 Interferonspritzen liegt auf dem Tisch und wartet auf ihren Einsatz. Anschließend noch eine Woche Tablettenschlucken, dann ist es geschafft. Kaum zu fassen, dass die oft endlos scheinenden Behandlungsmonate bald hinter mir liegen. Wie habe ich diesem Moment entgegengefiebert! Ich war sogar versucht, mir die letzte Spritze schon am Donnerstagabend zu setzen – die Behandlung endlich hinter mich zu bringen, so schnell wie möglich. Aber ich habe mehr als elf Monate durchgehalten, da kommt es auf den einen Tag nicht an. Sollte man zumindest meinen.

Dennoch, die letzten Tage stellen meine Geduld und Disziplin noch einmal auf eine harte Probe. So scheint es vielen zu gehen – Simones Arbeitskollege, der erst kürzlich seine Hepatitis-C-Behandlung beendete, nahm in der letzten Woche die Tabletten nicht mehr. Und Bernd hatte sich im vergangenen Jahr die letzte Spritze an einem Donnerstagabend gesetzt, drei Tage später saß er abends mit seiner Freundin in einem Restaurant, bestellte sich ein Bier und entschied, an den letzten Tagen auf die Tabletten zu verzichten.

Die letzte Spritze drückt mich noch einmal mit großer Kraft in die Knie, ein finaler Abschiedsgruß, als wolle sich das Medikament in meinem Gedächtnis festschreiben. Am Samstag kommt nicht das Sams, sondern die Erschöpfung. Ich schleppe mich mal wieder durch die Welt, die Einkaufstüte schwer wie die Zementsäcke, die ich in meiner Jugend auf Baugerüste gewuchtet habe. Am Donnerstag habe ich Kiara und Mira zum Bahnhof gebracht. Wie üblich wollte ich Kiaras Tasche tragen, sie ist das Kind und ich bin der Erwachsene, auch wenn sie volljährig ist. Doch nach wenigen Minuten musste ich passen, die Mädchen haben mir die Tasche abgenommen. Mit dieser umgekehrten Rollenverteilung zurechtzukommen ist gar nicht so leicht, vielleicht ein Vorgeschmack auf das Alter.

Das letzte Tief vor dem zu erwartenden Hoch, ich fühle mich, als sei ich in eine Schrottpresse geraten. Sogar die roten und schuppigen Stellen in meinem Gesicht sind wieder da, die Schlafstörungen, der Durchfall. Seid gegrüßt, Nebenwirkungen, ein letztes Mal! Bald bin ich euch los, hoffentlich für immer. Aber die Medikamente zeigen auch angenehme Folgeerscheinungen: Mein chemieverseuchtes Blut schmeckt den Mücken anscheinend nicht. In diesem Jahr bin ich noch nicht ein Mal gestochen worden – wenn wir in Bernds Garten Karten spielen, bin ich der Einzige, der von den Biestern verschont bleibt.

Eine Leserin schreibt mir in einer Mail, nach Behandlungsende habe sie sich wie befreit gefühlt – körperlich, seelisch und psychisch, viel besser sogar als vor der Therapie. Ein Gefühl, als sei sie zwanzig Jahre lang in einem Keller gefangen gewesen und würde nun endlich wieder Tageslicht sehen. Sie denkt, das Virus habe ihr Leben, Denken und Fühlen in den Jahren vor der Behandlung stark beeinträchtigt.

Allerdings, so ein Happy End gibt es nicht immer. Eine andere Leserin berichtet, für sie habe nach der Behandlung der Krankheitsmarathon überhaupt erst begonnen. Noch Monate nach der Therapie leide sie an Gelenkschmerzen, Nachtschweiß und Schlafstörungen, außerdem seien Muskelkrämpfe, Wundheilstörungen, Schilddrüsenunterfunktion, Juckreiz und Ausschlag hinzugekommen. Ein Albtraum und zum Glück die Ausnahme. Alle Betroffenen, die ich kenne, haben sich nach Behandlungsende deutlich besser gefühlt.

Ich glaube fest daran, dass auch bei mir alles gut ausgehen wird.

Am Sonntag kommt mein Bruder mit Frau und Kind für drei Tage zu Besuch. Auch wenn Lebensrhythmus, Lautstärke und Lebhaftigkeit meines dreieinhalbjährigen Neffen nicht immer mit meinem Zustand harmonieren – es ist toll, ihn um mich zu haben. Er lenkt mich ab, bewahrt mich davor, ungeduldig wie ein Kind vor Weihnachten die Stunden zu zählen, und macht Lust auf die Zukunft.

Am Mittwochnachmittag bekomme ich die Ergebnisse der abschließenden Blutuntersuchung. Ein Leberwert ist leicht erhöht, kein Grund zur Sorge. Die Schilddrüsenwerte sind normal, ich habe aufgrund der Gewichtszunahme eine Unterfunktion befürchtet, eine mögliche und leider nachhaltige Nebenwirkung der Hepatitis-C-Medikamente. Und das Wichtigste: Die Viruslast in meinem Blut ist nach wie vor unter der Nachweisgrenze. »Das weist auf einen dauerhaften Erfolg hin«, sagt mein Arzt. In sechs Monaten werde ich es genau wissen. Und nächste Woche um diese Zeit wird es mir deutlich besser gehen, da bin ich sicher.

Woche achtundvierzig plus eins

Auswildern, Strand, Bier und Mut zur Treppe

Seltsam, wie sehr sich Anfang und Ende gleichen: Es ist Freitag, der 11. August 2007, der erste Freitag ohne Interferonspritze und ohne Ribavirintabletten seit fast einem Jahr. Der erste Tag, an dem mich nach dem Aufstehen keine bleierne Schwere überkommt. Ich bin ziemlich aufgekratzt, kann kaum still sitzen, drehe die Musik auf. »Start again – you will feel better«, singt Shirley Lee von Spearmint. Manchmal ist mein iPod in seiner Musikauswahl ganz schön pathetisch. Was wohl in den nächsten Tagen auf mich zukommt? Wie werde ich mich fühlen? Ein Jahr zuvor, nach meiner ersten Spritze, ging es mir ähnlich. Ich war aufgeregt und voller Neugier auf das, was mich erwartet, auf die Veränderungen in meinem Leben. Damals hat mir die bevorstehende Veränderung allerdings auch ein wenig Angst gemacht.

Die Operation »Zurück ins Leben« lässt sich zunächst gut an. Ich schlafe besser, meine Stimmung steigt und ich fühle mich schon nach zwei Tagen deutlich leistungsfähiger. Sogar die vier Stockwerke hinauf in meine Wohnung bereiten mir weniger Probleme. Zugegeben, die Treppe schafft mich nach wie vor, aber zumindest bin ich nach dem Aufstieg nicht mehr reif fürs Sauerstoffzelt, sondern erhole mich innerhalb weniger Minuten wieder. Das erste Bier schmeckt herrlich. Die Wirkung jedoch ist mir ein wenig unheimlich, die leichte Wahrnehmungsverschiebung, die ich schon nach dem ersten Glas spüre, ist mir nicht geheuer. Nach dem zweiten Bier bin ich wahrscheinlich besoffen, gruselige Vorstellung. Deshalb mache ich nach dem ersten Schluss.

Am Sonntag fahre ich mit Simone und ihrer Schwester an die Nordsee. Knapp ein Jahr zuvor, kurz nach Beginn der Behandlung, habe ich einen Ausflug mit demselben Ziel kurzfristig abgesagt, ich war damals nicht in der Lage, meine Wohnung zu verlassen. In den letzten zwölf Monaten habe ich die Sonntage meist wie unter einer Bleidecke auf dem Sofa verbracht. An diesem Sonntag spüre ich statt der Schwere nur Sonne und Wind auf meiner Haut, großartig.

Die Veränderungen stellen mich allerdings auch vor unerwartete Probleme. Zurück in mein vorheriges Alltagsleben zu finden erweist sich als schwieriger als gedacht. Ich fühle mich wie ein Tier, das nach Jahren im Zoo ausgewildert wird: Mit der neu gewonnenen Freiheit weiß ich nicht immer umzugehen, es fällt mir schwer, den erweiterten Spielraum zu nutzen. In den letzten Wochen und Monaten war ich daran gewöhnt, meine Tagesplanung den eingeschränkten Möglichkeiten anzupassen, nun muss ich erst wieder lernen, umzudenken und mein Leben neu zu strukturieren.

Zu Beginn der Behandlung habe ich mich ähnlich gefühlt. Die größte Schwierigkeit bestand darin, innerhalb der enger gewordenen Grenzen zurechtzukommen, meinen Tagesablauf mit der eingeschränkten Belastbarkeit, physisch wie psychisch, in Einklang zu bringen. Anfangs durchaus eine Herausforderung und eine spannende Erfahrung, am Ende, als die Grenzen schmaler und schmaler wurden, eine zermürbende.

Lange Zeit schreckte ich vor der Behandlung zurück. Einige meiner Befürchtungen sind wahr geworden, andere nicht. Neben den Schlafstörungen haben mir vor allem die psychischen Veränderungen zugesetzt – die Wahrnehmungsstörungen, die Stimmungsschwankungen, die Reizbarkeit und die Zwanghaftigkeit. Die körperlichen Handicaps wie ständige Schwäche und Müdigkeit, Kopf- und Gliederschmerzen, Kreislaufstörungen, Durchfall, Juckreiz und einiges mehr, waren belastend, aber weniger verstörend. Meist ist es mir in den vergangenen Monaten gelungen, mich mit den Veränderungen in meinem Leben irgendwie zu arrangieren. Oder sie einfach auszuhalten, zumindest das. Zudem haben mir die letzten 48 Wochen neue, wichtige Erfahrungen beschert, auch wenn nicht alle angenehm waren.

Die leidvollste Nebenwirkung ist leider von Dauer: Lindas Auszug. Seit die Schmerzen und die Erschöpfung nachgelassen haben, seit die Behandlung nicht mehr mein Leben beherrscht und den Tagesablauf vorgibt, spüre ich die Lücke, die unsere Trennung in mein Leben gerissen hat, noch mehr. Heiraten, Kinder haben – meine Zukunftsplanung ist Makulatur. Den extremen Belastungstest Hepatitis-C-Behandlung hat unsere Beziehung leider nicht bestanden, eine sehr bittere Erfahrung. Mir graust vor Lindas endgültigem Auszug im nächsten Monat. Noch befindet sich der Großteil ihrer Habe in meiner Wohnung. Vergangene Woche hat sie mich angerufen. »Wollen wir uns treffen?«, hat sie gefragt. Aber ich mag sie nicht sehen, noch nicht. Jedes Mal, wenn ich ihre Stimme höre oder sie gar ansehe, wird mir bewusst, dass zwischen uns nichts mehr so ist, wie es einmal war. In zwei Wochen feiert Linda ihren 30. Geburtstag, der erste seit einem halben Jahrzehnt, den wir nicht zusammen verbringen. Zurück in die gewohnte Spur zu finden ist schwer, wenn diese Spur nicht mehr existiert. Insofern ist eine Kur wahrscheinlich genau das Richtige, ein Tapetenwechsel wird mir guttun.

Trotzdem, ich bereue es nicht, mich für die Behandlung entschieden zu haben. Ich wusste vorher, dass es schwierig werden wird. Diese Therapie war eine Investition in die Zukunft. Start again – you will feel better. »Am Ende der Behandlung wirst du dich zehn Jahre jünger fühlen«, hat der Arzt mir anfänglich prophezeit. Okay, darauf warte ich noch. Aber ich glaube fest daran, dass das Virus endgültig aus meinem Körper vertrieben ist. Die Zukunft kann kommen.

Woche achtundvierzig plus drei Monate

Ein Ende ohne Schrecken und die Königsklasse in Griffweite

Meinen Venen hat die Spritzen-Auszeit anscheinend gutgetan: Nach einem schnellen Stich fließt das Blut satt und rot in die Untersuchungsröhrchen, einige Monate zuvor war diese Prozedur häufig deutlich langwieriger und schmerzhafter gewesen. Ein Donnerstag im November, meine letzte Interferonspritze liegt drei Monate zurück, die monatlichen Blutentnahmen ebenfalls. Die heutige Untersuchung wird zeigen, wie sich Leber- und Hämoglobinwerte in den vergangenen Wochen entwickelt haben, und vor allem, ob das Hepatitis-C-Virus, das nach der 48-wöchigen medikamentösen Behandlung in meinem Blut nicht mehr nachweisbar war, eliminiert ist. Sicher, erst die Untersuchung in drei Monaten, ein halbes Jahr nach Therapieende, wird endgültig Aufschluss über den Erfolg der Behandlung geben, aber der erneute Nachweis des Virus ist auch zum jetzigen Zeitpunkt durchaus möglich. Das Risiko, dass meine Behandlung erfolglos war, liegt bei rund 20 Prozent, kein erfreulicher Gedanke. Prompt fühle ich mich an diesem Morgen müde und erschöpft, zum ersten Mal seit Wochen. Kein Problem, alles ist in Ordnung, ich habe nur schlecht geschlafen, versuche ich mich selbst zu beruhigen. Allein, ein Rest Sorge bleibt. In einer Woche werde ich mehr wissen.

Das angekündigte Hoch kam später als erwartet. »Ich beneide dich«, sagte Bernd im August, einige Tage, nachdem ich die letzten Ribavirintabletten geschluckt habe. Zwei oder drei Wochen nach dem Ende seiner Hepatitis-C-Therapie im Sommer 2006 hatte sein ganz persönlicher Aufschwung begonnen, er fühlte sich euphorisch, voller Tatendrang, die wiedergefundene Energie trug ihn durch die Tage und ließ ihn die Strapazen der hinter ihm liegenden Monate vergessen. Leider, sagt er, sei das Hoch nach wenigen Wochen vorüber gewesen und er sei schnell wieder unsanft in den Niederungen des Alltags gelandet; mittlerweile kämpft er sogar wieder mit depressiven Phasen.

In den ersten Wochen nach der Therapie wartete ich zunächst vergeblich auf den in Aussicht gestellten Aufschwung. Nach der anfänglichen Erleichterung wuchs meine Ungeduld: Meine körperliche Leistungsfähigkeit machte nur zögerlich Fortschritte, beim Sport war ich in den ersten medikamentenfreien Wochen weit von meiner früheren Form entfernt, auch ohne Anämie, Schlafstörungen und Gliederschmerzen. Außerdem war mein Leben mir seltsam schal geworden, echte Begeisterung stellte sich nur selten ein, das Schreiben wurde zu einer lästigen, anstrengenden Pflicht und die Belastungen, denen ich mich stellen musste – meinen alten Arbeitsrhythmus wiederzufinden, mich auf meine neue Lebenssituation einzustellen, möglicherweise eine neue Wohnung zu suchen –, überforderten mich.

Mein Aufschwung begann erst Mitte September, ungefähr einen Monat nach der letzten Injektion. Ich trat eine medizinische Rehabilitationsbehandlung in der Vitalisklinik Bad Hersfeld an. In den Wochen zuvor hatte ich mich gefragt, ob die Entscheidung, eine Kur zu beantragen, wirklich klug war. Während der Behandlung musste ich einige Bereiche meines Lebens zwangsläufig vernachlässigen, meine Arbeit, meine Wohnung, meine Freunde, Konzertbesuche, Kino, Sport. Sollte ich mich jetzt nicht lieber darum kümmern, mein Leben wieder in bewährte Bahnen zu lenken? Zudem stand Lindas endgültiger Auszug an. Es war an der Zeit, die Trennung endgültig abzuschließen. Leider fehlte mir selbst Wochen nach der letzten Tablette für all das die Kraft. Vielleicht war eine Kur doch eine gute Idee.

Tatsächlich fühlte ich mich in der Klinik von Tag zu Tag besser. Täglich Sport, mehrmals in der Woche Massagen, Sauna, Spaziergänge, regelmäßige Mahlzeiten, ich musste mich um nichts anderes kümmern als um mein Wohlbefinden. Urlaub von der Welt, wunderbar. Außerdem veränderte der Klinikaufenthalt meine Perspektive.

In den vergangenen Monaten waren es vor allem die Schmerzen, die Belastungen und Einschränkungen durch die Behandlung gewesen, die meine Wahrnehmung bestimmten. Ich war krank, sonst nichts. Hier, umgeben von Menschen, die mehrstündige Notoperationen oder schwere Autounfälle hinter sich hatten, Menschen, die an Krebs oder Morbus Crohn litten und wohl nie wieder ein normales Leben führen können, kam ich mir auf einmal sehr gesund vor. Wenn alles gut ging, war ich das Virus für immer los und hatte eine unbeschwerte Zukunft vor mir, die in immer hellerem Licht zu strahlen schien. Eine Lektion in Demut, mal wieder.

Meine Stimmung und meine körperliche Leistungsfähigkeit wetteiferten darum, wer die größeren Fortschritte machte. Bald fühlte ich mich sogar deutlich besser als vor der Behandlung, ich brauchte weniger Schlaf, war belastbarer. Hatte ich vor Therapiebeginn, sagen wir, in der Bundesliga auf einem Platz im letzten Tabellendrittel gestanden und war während der Behandlung in die Kreisklasse abgestiegen, fühlte ich mich am Ende der Kur auf einem UEFA-Cup-Platz angekommen, die Championsleague in Reichweite. Was sicher auch damit zu tun hat, dass ich mich während des Klinikaufenthalts verliebt habe. Aber das ist eine andere Geschichte. Noch hält mein Hoch an. Mein alter Feind, die Vierstockwerktreppe in meine Wohnung, macht mir nicht mal mehr nach dem Joggen Angst. Ich hoffe, dass es so bleibt.

Auch Lindas Auszug hat viel von seinem Schrecken verloren. Eine Woche, bevor ich meine Kur antrat, sind wir uns zufällig begegnet. Ich saß zusammen mit Simone in einem japanischen Restaurant. Ich war zum ersten Mal dort, Orte, die mich an Linda erinnerten, mied ich. Wir hatten gerade die Rechnung bestellt, da öffnete sich die Tür und Linda betrat das Lokal. Als sie mich sah, erstarrte sie erst, machte dann auf dem Absatz kehrt, und ich hörte, wie sie zu einem für mich nicht sichtbaren Begleiter vor der Tür sagte: »Wir müssen woanders hin.« Kurz darauf besann sie sich, kam an unseren Tisch und fragte mich, ob ich etwas dagegen hätte, wenn sie ebenfalls in diesem Restaurant essen würde. Hatte ich natürlich nicht, vor allem, da wir sowieso bald aufbrechen wollten. Trotzdem, ein bedrückender Moment. Sie erschien mir so fremd, wir beide waren so unbeholfen und wussten kaum, ob und wie wir miteinander reden sollten. Als sie mir erzählte, dass sie in Kürze Hamburg verlasse und nach Düsseldorf ziehe, war ich erleichtert.

Am vergangenen Freitag hat sie die letzten verbliebenen Möbel aus der Wohnung geholt. Sie hat auch einige Lampen mitgenommen, seltsam, wie das Licht eine Wohnung verändert. Sie ist weg. Aus meiner Stadt, meinem Leben verschwunden. Es ist schrecklich, wenn ein Partner nach der Trennung auszieht. Beinahe zwangsläufig kommt es zum Streit, alle Dinge, die in den Jahren zuvor für ein gemeinsames Leben, eine gemeinsame Zukunft angeschafft wurden, müssen aufgeteilt, bewertet, aufgerechnet werden. Eine unerträgliche Situation, in der es nur Verlierer geben kann – beide gehen ärmer aus der Trennung hervor, in jeder Hinsicht. Aber letztlich ist es uns doch noch gelungen, zumindest wenige Augenblicke lang wieder zueinander zu finden und uns angemessen zu verabschieden – von einander, von einem wichtigen Teil unseres Lebens, von Träumen, Plänen und Hoffnungen. Den Augenblick, in dem wir uns weinend in den Armen lagen, werde ich so schnell nicht vergessen. Ich wünsche Linda, dass sie glücklich wird.

Am Wochenende lese ich, dass Anita Roddick, Umweltaktivistin und Gründerin der Body-Shop-Kette, die im Februar ihre Hepatitis-C-Infektion öffentlich gemacht hat, im September an einer Hirnblutung gestorben ist, zwei Tage vor Beginn meiner Kur. Vorher war es ihr noch gelungen, 470 Mitglieder des Europaparlaments zu einer Unterschrift zu bewegen, mit der sie sich für eine bessere Aufklärung der Hepatitis-C-Infektion aussprachen. Beeindruckend. Zu Angelina Jolies mutmaßlicher Hepatitis-C-Infektion dagegen, im August von Boulevardmedien thematisiert, gibt es anscheinend keine neuen Informationen.

Am Freitag klingelt das Telefon. »Die Ergebnisse der Blutuntersuchung liegen vor«, sagt mein Arzt. Mein Puls schnellt in die Höhe. Sechs Wochen zuvor war es Simone genauso gegangen, sie saß im Wartezimmer und wurde von Minute zu Minute nervöser, als ihr Name aufgerufen wurde, hat sich ihr Herzschlag drastisch beschleunigt. Es war ihre abschließende Untersuchung, sechs Monate nach Behandlungsende, es ging um alles. Das Ergebnis war negativ, also positiv für sie, will heißen – das Virus blieb nicht mehr nachweisbar, die Behandlung galt als erfolgreich.

»Die Leberwerte sind gut, nur ein Leberwert ist minimal erhöht«, sagt mein Arzt, »das kann aber auch auf muskuläre Beanspruchung zurückzuführen sein.« Wahrscheinlich, mein Trainingspensum ist ziemlich hoch im Moment. Aber das interessiert mich eigentlich nicht. »Auch der Hämoglobinwert hat sich normalisiert.« Wunderbar, weiter, weiter! »Und das Wichtigste – das Hepatitis-C-Virus ist nach wie vor nicht nachzuweisen. Das endgültige Ergebnis wird es zwar erst im Februar geben, aber die Prognose ist sehr gut.« Das wollte ich hören! So kann es weitergehen.

Woche achtundvierzig plus sechs Monate

Blick zurück nach vorn

»Die Ergebnisse Ihrer Blutuntersuchung liegen vor«, sagt der Arzt. Ich kenne den Mann nicht, wieso teilt er mir meine Werte mit? Wo ist mein Hausarzt, der meine Hepatitis-C-Behandlung in den vergangenen anderthalb Jahren begleitet hat? »Das Virus ist wieder nachweisbar, aber die gute Nachricht ist, die Viruslast ist sehr gering.« Wie bitte? Was soll daran gut sein? Ich habe so sehr gehofft, das Virus los zu sein, restlos und für alle Zeiten. Eine schlechtere Nachricht kann es für mich nicht geben. Ich bin völlig verzweifelt, mein Puls beschleunigt sich. Schwer atmend, schluchzend und mit Tränen in den Augen schrecke ich aus dem Schlaf. Hilfe, was für ein fieser Albtraum!

Sonntagmorgen, in zwei Tagen steht meine alles entscheidende Blutentnahme an. Sechs Monate sind seit dem Ende meiner Hepatitis-C-Therapie vergangen, diese Untersuchung wird zeigen, ob die zermürbende 48-wöchige Behandlung erfolgreich war. Da das Virus seit der vierten Behandlungswoche in meinem Blut nicht mehr feststellbar ist, habe ich gute Chancen, es dauerhaft los zu sein. Allerdings besteht ein Restrisiko, dass das Virus in den ersten sechs Monaten nach Ende der Behandlung wieder auftritt. Bleibt es auch jetzt, nach einem halben Jahr, nicht nachweisbar, gilt die Therapie als erfolgreich und der Patient als geheilt.

Trotz meiner guten Prognose und meines Zweckoptimismus scheint die bevorstehende Untersuchung mein Unterbewusstsein schwer zu beschäftigen. Nicht ohne Grund: Wenige Wochen zuvor habe ich erfahren, dass bei Jochen, einem Bekannten aus meiner ersten Drogentherapie, das Hepatitis-C-Virus knapp ein Jahr nach Behandlungsende wieder nachgewiesen wurde. Nach Jochens letzter Interferoninjektion war der Befund noch negativ, kein Virus. Mit der abschließenden Untersuchung hat er ungefähr elf Monate gewartet. Der Befund: positiv. Das Virus ist zurück.

Jochens Therapie verlief allerdings von Beginn an nicht optimal. Es dauerte vier Monate, bis die Medikamente überhaupt die erhoffte Wirkung zeigten und das Virus unter der Nachweisgrenze war. Dauert es länger als zwölf Wochen, bis die Behandlung anschlägt, gilt sie als problematisch und muss abgebrochen bzw. verlängert werden, mindestens um die Zahl der zusätzlichen Wochen bis zur ersten negativen Virologie. Bei Jochen also um vier Wochen, sein Arzt hat ihm sogar geraten, die Therapie um drei Monate zu verlängern, sicherheitshalber. Nach 52 Wochen hat Jochen dann die Behandlung mit Einverständnis seines Arztes beendet, für weitere zwei Monate fehlte ihm die Kraft. »Es ging einfach nicht mehr«, sagt er. »Ich war völlig am Ende, körperlich und psychisch.«

Jochen trägt die schlimme Nachricht gefasster als mein Traum-Ich. Er sagt, er werfe weder sich noch seinem Arzt etwas vor. Er habe alles getan, was ihm möglich war, irgendwann werde er einen zweiten Anlauf nehmen und es mit einer erneuten Therapie versuchen. Jochen hofft auf den medizinischen Fortschritt: Zur Zeit laufen Studien hinsichtlich einer um ein drittes Medikament erweiterten Therapie, möglich, dass neue Behandlungsmethoden Heilungschancen verbessern und Nebenwirkungen mindern. Nach einer erfolglosen Therapie erfordert ein erneuter Behandlungszyklus eine deutlich verlängerte Behandlungsdauer, die Heilungschancen stehen eher schlechter als bei Erstbehandlungen.

Glaubt man allerdings den TV-Nachrichten, sind die Heilungschancen für HCV-Infizierte ohnehin gleich null. Anfang des Monats haben rund 40 000 Amerikaner Post von den Gesundheitsbehörden bekommen mit der Aufforderung, sich auf HIV und Hepatitis B und C testen zu lassen. Eine Klinik in Las Vegas hatte jahrelang Spritzen mehrfach wiederverwendet, ein unglaubliches Infektionsrisiko. Der Skandal wurde publik, als sich die Fälle von Hepatitis-C-Infektionen bei ehemaligen Patienten aus der Klinik häuften. Kein einmaliger Vorfall – schon im Jahr 2000 war es in einem New Yorker Krankenhaus zu gehäuften Infektionen gekommen, 2002 wurden in einer Krebsklinik in Nevada sogar knapp hundert Patienten aufgrund mangelhafter Hygiene mit Hepatitis C infiziert. In einem Nachrichtenbeitrag eines öffentlich-rechtlichen Senders hieß es, möglicherweise seien Tausende mit der als unheilbar geltenden Krankheit Hepatitis C infiziert worden.

In einigen Fernsehredaktionen scheint in Sachen Hepatitis C Informationsbedarf zu bestehen: Einige Monate zuvor wurde im MDR-Magazin »Brisant« die Leidensgeschichte eines Bluters erzählt, der sich Anfang der Achtziger durch kontaminierte Blutgerinnungspräparate mit Hepatitis C infiziert hat. Der Beitrag schloss mit der Bemerkung, er könne keine eigenen Kinder haben, da die Gefahr, seine Frau oder das ungeborene Kind mit dem Virus zu infizieren, zu hoch sei. Erschütternd, dass solche Fehlinformationen munter verbreitet werden: Die Wahrscheinlichkeit, die Partnerin beim Sex anzustecken, ist sehr gering – zumindest, solange keine Praktiken mit Verletzungsrisiko angewendet werden – und eine Infektion des ungeborenen Kindes durch den Vater ist schlichtweg unmöglich.

Am Dienstagnachmittag ruft mein Arzt an. Meine Ergebnisse liegen vor. »Alles sieht sehr gut aus«, sagt er. »Das Virus ist nicht nachweisbar, und alle Blut- und Leberwerte sind unauffällig. Du bist gesund, herzlichen Glückwunsch.« Ich bin sie los, die »unheilbare« Krankheit! Mein Traumresultat, einfach wunderbar. Ich bin erleichtert, auch wenn ich auf dieses Happy End gehofft und es insgeheim erwartet habe. Ganz begreifen werde ich die gute Nachricht wohl erst später. Meine Mutter ist überglücklich, später am Telefon weint sie vor Freude. Sie hat vor lauter Sorge in der Nacht zuvor nicht geschlafen.

Mein Arzt rät mir zu jährlichen Routinetests, ein minimales Restrisiko lasse sich nicht ausschließen. Er will wissen, wie es mir geht. Mir geht es großartig, nicht erst seitdem ich das Ergebnis erfahren habe. In letzter Zeit fühle ich mich so belastbar wie lange nicht mehr, körperlich und psychisch. Erik, der die Therapie etwa zur gleichen Zeit beendet hat wie ich, hat ähnliche Erfahrungen gemacht. Nach der Behandlung hat er zusammen mit seiner Freundin ein Haus gekauft, ein großer Schritt, den zu machen er lange gezögert hat. Auch eine berufliche Veränderung steht in Kürze an, Erik fühlt sich all diesen Belastungen und Herausforderungen gewachsen. Auch mir machen Gegenwart und Zukunft keine Angst mehr, im Gegenteil.

Auf diesen Effekt habe er gehofft, sagt mein Arzt. »Wenn alles gut läuft ist die Therapie, trotz der immensen Belastung, am Ende eine Art Frühlingsputz für den Körper. Du kannst stolz auf dich sein, dass du durchgehalten hast.« Ja, ich bin stolz darauf, es geschafft zu haben. Ich bin froh, mich für die Behandlung entschieden zu haben, trotz aller Schwierigkeiten und des Leids, das sie mit sich gebracht hat. Ich bin glücklich, dass sie ein Erfolg war. Dieses Kapitel meines Lebens findet ein versöhnliches Ende. Die Zukunft hat begonnen.

Nachwort

Oktober 2008. Mehr als ein Jahr ist seit Ende der Behandlung vergangen. »Ging es uns wirklich so schlecht?«, hat Simone mich gefragt, nachdem sie mein Manuskript gelesen hat. Ja, schon. Zumindest manchmal. Eine schwierige Zeit, zugegeben. Aber wir haben sie durchgestanden, ohne bleibenden Schaden zu nehmen, Bernd, Simone, Erik und ich. Und es hat sich gelohnt, für jeden von uns. Dass Simone sich rund anderthalb Jahre nach Ende ihrer Hepatitis-C-Therapie nicht mehr genau an das ganze Ausmaß ihres Leids erinnert, ist ein gutes Zeichen, denke ich.

Heute ist die Angst vor der Krankheit genauso Vergangenheit wie die Belastungen durch die Behandlung. Das Virus ist aus meinem Körper eliminiert und spielt keine Rolle mehr in meinem Leben. Trotzdem begegnet es mir immer wieder: Im Frühjahr hat mir der Theaterregisseur Andreas Kriegenburg in einem Interview vom Freitod seines Freundes Laurent Simonetti erzählt. Im Sommer 2007, ein halbes Jahr nach Beendigung seiner Hepatitis-C-Therapie, die mit schweren Depressionen verbunden war, hat der Komponist sich umgebracht.

Im Juli 2008 stand ein mit Hepatitis C infizierter Mann aus dem Ruhrgebiet vor Gericht, in dessen Handschuhfach fünf Gramm Marihuana gefunden worden waren. Der Mann machte geltend, sein Arzt habe ihm die Droge gegen die Nebenwirkungen seiner Behandlung empfohlen. Ende August sorgte der Fall einer Patientin für Aufsehen, die in einem bayerischen Klinikum mit dem Virus infiziert wurde und kein Schmerzensgeld erhält, da die genaue Infektionsquelle und der Übertragungsweg nicht feststellbar seien.

Im Herbst muss die Sängerin Natalie Cole, Tochter von Nat King Cole, aufgrund ihrer Hepatitis-C-Erkrankung eine Tournee abbrechen. Zur gleichen Zeit wird bekannt, dass in zwei deutschen Gemeinden möglicherweise Hunderte von Patienten aufgrund von Hygienemängeln in zwei Arztpraxen mit dem Virus infiziert wurden. Bleibt zu hoffen, dass solche traurigen Schlagzeilen dazu beitragen, die Krankheit, ihre Ansteckungswege und die Möglichkeiten der Prävention und Behandlung stärker im öffentlichen Bewusstsein zu verankern. Es wäre schön, wenn dieses Buch ebenfalls einen Beitrag dazu leisten könnte.

Ich freue mich auf die kommenden Jahrzehnte ohne das Virus und wünsche allen Infizierten – und deren Angehörigen – die nötige Kraft, den nötigen Mut und das nötige Glück, mit der Krankheit zurechtzukommen.

Tipps für die Behandlung

Hepatitis-C-Infizierte, die sich zu einer Kombinationstherapie mit Ribavirin und Interferon entschlossen haben, sollten möglichst schon vor Beginn der Behandlung Vorsorge für einen möglichst erfolgreichen und belastungsarmen Verlauf treffen. Folgende Faktoren können dazu beitragen.

- Vorbereitung: Es ist ratsam, sich vorab mit der Krankheit auseinanderzusetzen und sich über die möglichen Einschränkungen durch die Therapie zu informieren.

- Zeitpunkt der Behandlung: Da die Kombinationstherapie in der Regel körperliche und psychische Beeinträchtigungen nach sich zieht, sollte sie idealerweise in einer Lebensphase erfolgen, in der mit größeren beruflichen oder privaten Veränderungen und Belastungen nicht zu rechnen ist.

- Arztwahl: Es empfiehlt sich, einen Arzt zu wählen, der über Erfahrung mit Hepatitis C und der Kombinationstherapie verfügt. Der behandelnde Arzt ist nicht nur in medizinischer Hinsicht ein wichtiger Ansprechpartner: Eine gute Arzt-Patienten-Beziehung ist auch auf zwischenmenschlicher Ebene hilfreich; im besten Fall kann sie den Therapieverlauf positiv beeinflussen.

- Psychotherapeutische oder psychiatrische Betreuung: Da im Zuge der Behandlung Befindlichkeitsstörungen, psychische und psychiatrische Nebenwirkungen wie Depressionen,

Angst- oder Wahrnehmungsstörungen auftreten können, ist es sinnvoll, vorab Kontakt zu einem Psychotherapeuten und/ oder Psychiater aufzunehmen, der bei Bedarf konsultiert werden kann. Infizierte, die schon vorher unter depressiven Stimmungen litten, sollten mit ihrem Arzt erörtern, ob es angezeigt ist, schon wenige Wochen vor der Behandlung prophylaktisch mit der Einnahme eines Antidepressivums zu beginnen.

- Familie und Umfeld: Da häufig auch Angehörige und nahestehende Menschen die Auswirkungen der Behandlung zu spüren bekommen, ist es ratsam, Familie und Freunde in den Vorbereitungs- und Entscheidungsprozess mit einzubeziehen und vorab darüber zu informieren, welche Belastungen möglicherweise auf sie zukommen. Kontakt und Erfahrungsaustausch mit anderen Betroffenen, im Netz oder in Selbsthilfegruppen, können entlastend wirken.

- Beruf: Mit Einschränkungen in der beruflichen Leistungsfähigkeit und zeitweiliger Arbeitsunfähigkeit muss für die Dauer der Behandlung gerechnet werden. Es kann sinnvoll sein, den Arbeitgeber bereits im Vorfeld darauf vorzubereiten. Manche Infizierte haben damit allerdings auch negative Erfahrungen gemacht. Freiberuflern ist zu empfehlen, Krankengeldzahlung ab der dritten Woche zu beantragen. Ein formloser Antrag bei der Krankenkasse genügt in der Regel, der Aufpreis ist moderat.

Die Nebenwirkungen und Beeinträchtigungen während der Kombinationstherapie können individuell sehr unterschiedlich sein. Hier einige grundsätzliche Anregungen.

- Zyklus: Erfahrungsgemäß sind die Nebenwirkungen an den zwei Tagen, die auf die Interferoninjektion folgen, besonders heftig. Von daher sollte der Termin für die wöchentliche Spritze so gewählt sein, dass die Alltagsbelastungen an diesen Tagen eher geringer sind. In der Regel bietet sich der Freitagabend vor dem Wochenende an.

■ Tagesstruktur: Es ist ratsam, seinen Tagesablauf, sein Arbeits- und Freizeitverhalten während der Behandlung der verringerten Belastbarkeit und einem möglicherweise veränderten Schlaf-Wach-Rhythmus anzupassen. Anstrengungen und Stresssituationen sollten möglichst vermieden werden. Setzen Sie sich nicht unter Druck, erlauben Sie sich Schwächephasen, fordern Sie sich nur im Rahmen Ihrer Möglichkeiten und sorgen Sie für ausgleichende Entspannung und Wohlbefinden.

■ Einnahme der Medikamente: Erfahrungsgemäß kann der Körper den Wirkstoff Interferon besser verwerten, wenn die Flüssigkeit vor der Injektion auf Handwärme gebracht wird. Die Ribavirin-Tabletten sollten zu den Mahlzeiten eingenommen werden, da ein leerer Magen häufig empfindlich auf das Medikament reagiert.

■ Bewegung: Die körperliche Leistungsfähigkeit ist während der Behandlung meist stark eingeschränkt. Trotzdem empfiehlt es sich, auch in dieser Zeit im Rahmen der Möglichkeiten Sport zu treiben und so Missempfindungen zu verringern. Moderat belastende Sportarten wie Wassergymnastik, Yoga oder auch Spaziergänge bieten sich an. Bei Erregungszuständen und Schlafstörungen können Entspannungsübungen helfen.

■ Ernährung und Nahrungsergänzungen: Eine gesunde, vitaminreiche Ernährung sowie ausreichende Flüssigkeitszufuhr (zwei Liter und mehr) sind in Phasen großer körperlicher Belastung wichtig. Es ist wissenschaftlich nicht bewiesen, ob Nahrungsergänzungen wie Vitamin C, E und B sowie Folsäure und Zink-Präparate die Beschwerden lindern, die vor allem durch eine Anämie (Blutarmut), eine häufige Nebenwirkung der Kombinationstherapie, hervorgerufen werden. Subjektiv wird es allerdings von zahlreichen Patienten so empfunden. Auch wird von positiven Erfahrungen mit funktionaler Ernährung und einer begleitenden homöopathischen Behandlung berichtet.

■ Sonstige Medikamente: Gegen die häufig auftretenden grippeähnlichen Symptome einschließlich Gliederschmerzen helfen meist Ibuprofen- oder Paracetamol-Präparate. Allerdings sollte die Einnahme dosiskontrolliert stattfinden sowie zeitlich begrenzt und in Absprache mit dem behandelnden Arzt, da jedes zusätzliche Medikament die Leber zunehmend belastet. Dasselbe gilt für Schlafmittel, zudem besteht hier, wie bei allen anderen Medikamenten auch, ein Abhängigkeitspotenzial. Da die Nebenwirkungen sehr vielfältig sein können, empfiehlt sich ein Erfahrungsaustausch mit andere Betroffenen in Selbsthilfegruppen oder Internetforen.

Weitere Informationen finden Sie unter:

www.hepatitis-c.de
www.leberhilfe.org
www.du-lebst.de
www.kompetenznetz-hepatitis.de
www.dgsuchtmedizin.de
www.hepatitis-nrw.de

und im Forum auf meiner Webseite www.joerg-boeckem.de

Ausgewählte Literatur zum Thema:

Das deutsche Hepatitis C Handbuch (zu beziehen über Deutsches Hepatitis C Forum)

Christine Hermann, *Hepatitis C: Das Patienten-Buch* (zu beziehen über Deutsche Leberhilfe e.V.)

Martin Schäfer, *Hepatitis-C-Therapie: Management psychiatrischer Risikogruppen und Behandlung psychiatrischer Nebenwirkungen von Interferon alpha*. 2. aktualisierte Ausgabe. Thieme 2006

Simone Widhalm und Stefan Mauss, *Hepatitis C – Was Sie jetzt wissen sollten*. Karl F. Haug Fachbuchverlag 2002

Schlussbemerkung

An dieser Stelle möchte ich mich bei all denen bedanken, die mich während meiner Behandlung und bei der Arbeit an diesem Buch unterstützt haben. Den Hepatitis-C-Infizierten unter den Leserinnen und Lesern wünsche ich viel Erfolg bei der Therapie oder zumindest ein möglichst beschwerdefreies und erfülltes Leben mit der Krankheit. Des Weiteren möchte ich darauf hinweisen, dass sich das Medizinwissen ständig erweitert. Ich habe versucht, nach bestem Wissen über meine Erfahrungen mit Hepatitis C und der Kombinationstherapie zu berichten, trotzdem ist es möglich, dass allerneueste Erkenntnisse und Anwendungen hier noch nicht berücksichtigt wurden.

FSC
Mix
Produktgruppe aus vorbildlich bewirtschafteten Wäldern und anderen kontrollierten Herkünften

Zert.-Nr. SGS-COC-1940
www.fsc.org

Verlagsgruppe Random House FSC-DEU-0100
Das für dieses Buch verwendete FSC-zertifizierte Papier *Munken Premium* liefert Arctic Paper Munkedals AB, Schweden.

1. Auflage

Gestaltung und Satz: DVA/Brigitte Müller
Gesetzt aus der Rotation
Druck und Bindung: GGP Media GmbH, Pößneck
Printed in Germany
ISBN 978-3-421-04314-6

www.dva.de